宝宝肺养好 一生体质好

李爱科 —————— 主编

北京市健宫医院儿科主任
北京市东四中医医院副院长

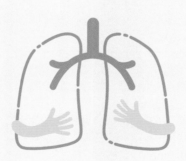

江苏凤凰科学技术出版社 · 南京

图书在版编目（CIP）数据

宝宝肺养好，一生体质好 / 李爱科主编 . — 南京：江苏
凤凰科学技术出版社，2022.1（2025.1 重印）

ISBN 978-7-5713-2435-3

Ⅰ . ①宝⋯ Ⅱ . ①李⋯ Ⅲ . ①儿童 – 补肺 – 基本知识
Ⅳ . ① R256.1

中国版本图书馆 CIP 数据核字（2021）第 200732 号

宝宝肺养好，一生体质好

主　　　编	李爱科	
责 任 编 辑	汪玲娟　李莹肖　钱新艳	
责 任 校 对	仲　敏	
责 任 监 制	刘文洋	

出 版 发 行	江苏凤凰科学技术出版社
出版社地址	南京市湖南路 1 号 A 楼，邮编：210009
出版社网址	http://www.pspress.cn
印　　　刷	南京海兴印务有限公司

开　　　本	718 mm × 1 000 mm　1/16
印　　　张	12
字　　　数	200 000
版　　　次	2022 年 1 月第 1 版
印　　　次	2025 年 1 月第 10 次印刷

标 准 书 号	ISBN 978-7-5713-2435-3
定　　　价	36.00 元

图书如有印装质量问题，可随时向我社印务部调换。

中医儿科学的形成和发展已有数千年的历史，目前正在向着学科现代化的方向前进。李爱科医生师从全国著名中医教育家、现代中医儿科学的奠基人之一、著名的京城"小儿王"刘弼臣大师，既继承了中医"臣字门"的儿科经验，也在长期的临床诊疗工作中，荟萃了大量的小儿养育和疾病防治的丰富经验，并逐步形成了自己的理论和实践体系，深受患儿及家长欢迎。

儿科疾病的治疗特点是"三分治疗，七分保健"，必须要注意观察孩子在日常生活中的细节，从饮食起居、生活习惯入手，调理保护儿童的身体健康。李爱科医生汇集他多年积累的中医专业经验和方法，融合了他的爱心和童心，撰写了这本图文并茂、生动细致的儿童健康图书。这本书中，李爱科医生从人体肺部的组织结构入手，从生理到病理的细节都深入浅出地阐述，提示了孩子呼吸道疾病的各种小信号，涵盖了保护孩童肺部、鼻腔等呼吸道健康的各种方法，包括日常生活保健、中医药物方剂、水果蔬菜食物疗法、小儿推拿按摩等综合方法。既通俗易做，又简单易行，方便家长轻松上手。

除了具体而微地提到儿童健康方面的常识，李爱科医生还从观念和认识上，分享了如何学会观察照顾孩童，内容浅显易懂，讲解活泼生动，是一本了解传统中医育儿不可多得的读物。

固生堂中医连锁集团创始人、董事长

孩子的肺有

6怕

第一怕燥

肺在五行中属金，与秋气相通。秋天气候干燥，易耗伤津液，所以孩子在秋季多见口鼻干燥、干咳无痰、皮肤干裂等症状。秋季应固护肺阴，少吃辛辣之品，以免加重秋燥对孩子的伤害。同时，应多吃银耳、梨、藕、甘蔗等以滋阴润肺。

第二怕寒

肺位于胸腔，其经络与喉、鼻相连。寒邪最易经口鼻犯肺，使肺气不得发散，津液凝结，从而诱发感冒等呼吸道疾病，反复侵袭之下可致孩子免疫力下降，或引发慢性鼻炎。

第三怕 热

中医认为"肺为娇脏"，它既怕寒又怕热。肺受热后孩子容易出现咳、喘等症状，肺胃热盛还可能导致面部起痘、酒渣鼻等。

第五怕 悲忧

悲伤和忧愁都是负面情绪。《黄帝内经》里说"悲则气消""忧愁者，气闭塞而不行"，说明过度悲伤或忧愁最易损伤肺气，或导致肺气运行失常。因此，让孩子保持乐观的心态，对保护肺脏尤其必要。

第四怕 霾

肺为"清虚之脏"，如果受到雾霾（包括烟雾）不时地伤害，将导致肺内痰饮积滞，阻塞气道，清气不能吸入，浊气不能排出，下气海不能流通，血液不能正常循环。

第六怕 大便不通

中医认为，肺和大肠相表里，关系密切。具体来说，大便通畅有利于肺气下行。比如孩子患肺炎时，如果大便不通，则热毒不能下泻排出，肺部的感染和咳喘会明显加重。因此治疗肺炎时都会兼顾大便，以使病情减轻，病程缩短。平时适当多吃一些黑芝麻、香蕉等食品，有助于润肠通便、养肺利肺。

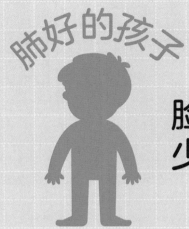

肺好的孩子

脸色红润、长得高、少生病

孩子肺好，脸色就好

肺被称为"水上之源"，可以调节体液代谢，滋养皮毛肌肉，这就是中医常说的"肺主皮毛"。肺气充足，孩子的皮肤就会变得润泽光滑，反之就会变得黯淡无光。

肺好的孩子，个子高

中医认为，脾和肺是母子关系。肺气虚弱的孩子，脾胃运化能力就会变差，容易导致吃饭不香、积食等许多问题，从而影响长个子。只有肺气充足、脾胃强健，孩子才会吃饭香、长高个。

肺好的孩子，免疫力强、生病少

肺是孩子身体的第一道屏障，能够阻挡外界邪气的侵犯。肺气充足的孩子，免疫力就强，不容易被感冒、发热等疾病盯上；肺气虚弱，免疫力就弱，则各种常见病频频来袭。

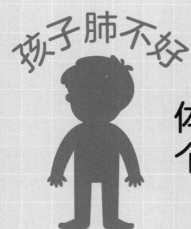

孩子肺不好

体质差、颜值差、个子矮

孩子肺不好，就容易生病

许多家长都会有这样的困惑：为什么孩子每逢季节变换就感冒、发热，没有同龄孩子身体结实呢？原因主要是——孩子肺气不足，抗病力差。最有效的方法是保护好孩子的肺，就能增强体质。

孩子肺不好，可能会变丑

很多家长有这样的疑问：孩子脸色不好，是不是身体有问题？孩子睡眠不安，会不会影响颜值？孩子睡觉总打呼噜，会不会变丑？其实，决定孩子颜值的关键因素就是肺。肺主皮毛，通调全身水道。肺气充足的孩子，肌肤润泽、肌表固密，颜值也会高。

孩子肺不好，会影响长个

肺不好的孩子，抗病能力差，动不动就会被感冒、咳嗽、发热盯上。这类孩子体质差，往往长个慢，比同龄孩子要矮不少。

第一部分　肺好的孩子身体更结实，一生体质好

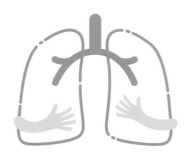

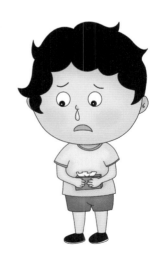

第五部分 **孩子发热好得快不反复，清除肺火是关键**

第六部分　缠人的鼻炎，从肺论治见效快

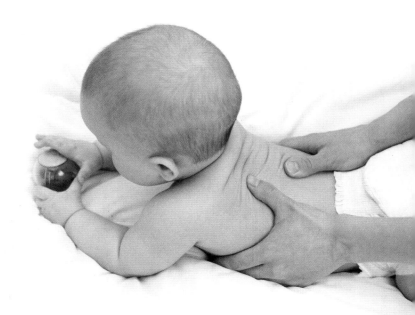

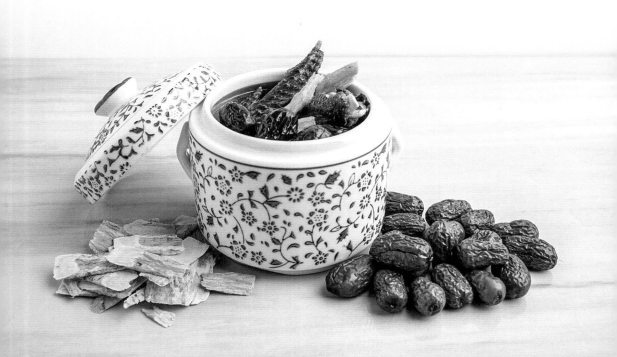

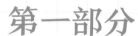

第一部分

肺好的孩子身体更结实，一生体质好

肺为人体的宰相，
主一身之气

肺为五脏之"华盖"，肺强免疫力就强

中医将肺称为"华盖"。盖，即伞；所谓"华盖"，原指古代帝王的车盖。肺在五脏六腑之中位置最高，犹如伞盖保护着位居其下的脏腑、抵御外邪，因此有这个称呼。

◉ 肺居于五脏的最高位置

肺位于胸腔，居于五脏的最高位置，有覆盖诸脏的作用，肺又主一身之表，为脏腑之外卫，故称肺为"华盖"。肺为华盖是对肺在五脏中位居最高和保护脏腑、抵御外邪、统领一身之气作用的高度概括。

◉ 肺的生理功能最易受外界环境影响

肺通过气管、喉、鼻直接与外界相通，因此，肺的生理功能最易受外界环境的影响。自然界的风、寒、暑、湿、燥、火（中医称为"六淫"）之邪侵袭孩子身体时，尤其是风寒邪气，首先入肺而导致感冒、咳嗽等病变。由于肺与皮毛相合，肺能输布津液给皮毛，使孩子皮肤润泽，使抵御外邪的能力增强。如果肺气不能宣散精微至皮毛，孩子不但皮肤不好，免疫力还会降低。

◉ 肺为"娇脏"，需悉心照料

中医称肺为"娇脏"，娇是"娇嫩"的意思，是指肺脏清虚娇嫩而易受邪侵的特性。肺为清虚之体，且居高位，朝百脉（濡养人体经脉），外合皮毛（肺的好坏直接影响皮肤质量），开窍于鼻（保护鼻腔，预防鼻炎、鼻塞），与天气直接相通。六淫外邪侵犯孩子身体，不论是从口鼻而入，还是侵犯皮毛，都易犯肺而致病。

肺主气、司呼吸，是孩子生命的基础

大家都知道，孩子来到这个世界的时候，助产士要做的第一件事就是拍几下孩子的脚心，让孩子"哇哇"地哭出来，这其实就是让孩子的肺工作起来。

● 人体的气来自哪里

人体的气，首先来自父母的先天精气；再者需要食物营养的补充，当然更需要从外界清气中吸入，并在肾、脾和肺等脏腑的生理功能综合作用下完成对人体的滋养和推动。

● 孩子的一呼一吸，均离不开肺

所谓"呼吸"，既是孩子从自然界中纳入清气的方式，也是将体内浊气吐出、与外界进行清浊之气交换的方式。不过，口鼻和咽喉只是气体出入的一个外在关口。真正能够有节律地一呼一吸，能够维持生命活动的是体内的肺。

● 肺是孩子身体的"制氧机"

中医认为肺主气、司呼吸。中医古籍《黄帝内经·素问》中记载，"天气通于肺""诸气者，皆属于肺"。无论在中医学还是西医学中，肺首先主呼吸，负责吸入清气（氧气），呼出浊气（二氧化碳）。肺所负责的气体交换，是一切生命活动的基础，对孩子生长发育的重要性不言而喻。因此说，肺就像人体的"制氧机"，是气体出入、清浊交换的主要场所，有吐故纳新的作用。

● 肺是怎样呼吸的

明代名医张景岳在《类经图翼》一书中说肺"虚如蜂巢，下无透窍，吸之则满，呼之则虚。一呼一吸，消息自然，司清浊之运化"。具体地说，肺就像蜂巢一样，底不通透，吸气时蜂孔中就会充满气体，当气呼出去时，它们就会变得空虚。就是在这样自然的一呼一吸间，完成了气机升清降浊的过程。

这些问题家长最关心

问 孩子身体有哪些表现说明肺气不足？

答 经常感到气短乏力；平时说话声低弱，感觉气不够用；容易出汗；防御能力下降，容易感冒等。

孩子全身气血是否通畅，肺说了算

在人体器官中，心排在第一把交椅。肺在人体脏腑中的地位仅次于心，可以排在第二把交椅。因此，《黄帝内经》称心为"君主"，而肺为"相傅"。

肺是人体的"丞相"

《素问·灵兰秘典论》中说："肺者，相傅之官，治节出焉。"意思是说，肺就像丞相，主要负责辅佐君王和协调各器官调治全身。肺脏掌控全身气血运行，它就像一个"大管家"，统管着全身气血的分配。如果肺脏稍有闪失，就会使机体气血运行不畅，直接影响到五脏六腑的正常工作。

肺朝百脉

《黄帝内经》中说"肺朝百脉"。"脉"在这里主要是指经脉。也就是说，肺不仅协助心脏将血液输送到血管，而且还将血液输送到全身各处，濡养着经脉。

肺主治节

"节"就像竹子的节，具有一定的节奏，也就是说肺管理着孩子身体的节奏。正因为肺的"治节"之功，孩子的呼吸才会一呼一吸，平和均匀。如果孩子呼吸不均匀，肺脏推动经脉输布的力量就会很弱，不利于经脉输布对营养物质的输送；相反，如果呼吸均匀有力，肺脏推动经脉输布的力量就会增加，这样就会有汗液从身体排出。

肺主皮毛，抵御"外敌"侵犯

《黄帝内经》中记载："肝主筋，肾主骨，脾主肉，心主脉，肺主皮毛。"精辟又形象地说明了五脏分管人体各个部位的健康。筋的问题，治肝；骨的问题，治肾；肌肉的问题，治脾胃；血脉的问题，治心；皮肤毛发的问题，治肺。

◉ 皮毛是抵御外邪的屏障

在中医眼里，肺不仅仅单指一个器官，而是包括鼻腔、口腔、皮肤、皮毛、气管等在内的整个系统。皮毛指一身之表，是人体最浅的一层组织，包括皮肤、汗孔、毛发等，是抵御外邪入侵的屏障。

◉ 肺调节体液代谢，滋养皮毛肌肉

体液代谢是人体重要的功能活动之一，在这方面肺的作用很大。肺被称为"水之上源"，因为脾运化的精气必须先输送到肺，然后肺再将津液像雨露一样输送到全身，充盈五脏，润泽皮毛。肺气充足，孩子的皮肤就会变得润泽光滑，反之就会变得暗黄无光。

◉ 皮肤与肺共同调节体温

体温的相对恒定是通过对体内产热和散热过程的调节来实现的。散热的主要部位是皮肤，人体散热的第二大器官即为肺脏。体温的相对稳定，在很大程度上取决于皮肤和肺功能是否正常。肺气充足的孩子，肌肤润泽、肌表固密，毛孔的开合就正常，体温调节能力就强，抵御外邪的能力也强，就不容易生病。

◉ 外来病毒侵袭身体，皮肤最先感知

外来病毒侵袭身体的时候，人体最先感觉出现问题的地方是皮肤、汗毛、头发、腋毛等，因为"肺主皮毛"。前面讲过，肺具有宣发功能，如果肺气弱，动力不足，营养物质就无法输送到全身，尤其是体表没法得到滋养，那么皮毛就会出现问题。所以，寒邪一旦犯肺，这时体表的肌肤就会处于紧张抑制状态，孩子会马上觉得皮肤发冷、怕风，这是明显变化。

孩子的肺最娇嫩，最容易受伤

摸准肺的脾气和性格：喜润恶燥

中医认为，肺喜润而恶燥，燥邪最容易伤肺。许多人喜欢用"秋高气爽"形容秋天，其实入秋后有许多令人烦恼的地方。干燥的秋天主气，肺又是孩子最娇嫩的器官，所以秋天的燥气最容易损伤孩子的肺。因为秋燥伤肺，到了冬季就容易感染许多呼吸系统疾病，比如咳嗽、支气管炎、肺炎等。

◉ 主动饮水是秋季养肺的重要环节

秋季护好孩子的肺，最有效的办法是让孩子多喝水。孩子在秋季要比其他季节每天多喝 200~300 毫升水，这样做会滋润肺脏。

◉ 秋季多吃润肺生津的果品

秋季要让孩子多吃一些滋阴润燥、生津润肺的果品，如梨、苹果、香蕉、柚子等；还可多吃具有祛燥除火作用的食物，如银耳、莲藕、西瓜、绿豆等。

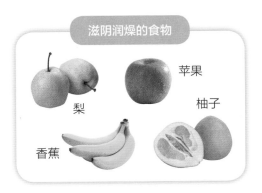

滋阴润燥的食物

苹果
梨
柚子
香蕉

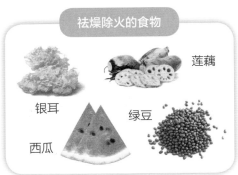

祛燥除火的食物

莲藕
银耳
绿豆
西瓜

◉ 银耳羹，秋季滋阴润肺的佳品

银耳润而不寒、甘而不腻、补而不滞，适合孩子秋季的平补原则。将银耳制成银耳羹，滋阴润肺效果更佳。具体做法是：将银耳撕成小块，水发 1 小时左右，食用时取适量发好的银耳，加适量冰糖，用水烧开煮至黏稠即可。也可以加一些梨、百合、红枣、枸杞子等，滋阴润肺效果更好。

孩子受外感，肺先遭殃

清朝名医叶天士说过"温邪上受，首先犯肺"，意思是指外感温热病的途径是由口鼻而入，首先伤害的就是肺。

李大夫医案

孩子感受风寒、风热都会伤肺，引起感冒

有两个同时被感冒盯上的孩子，一个男孩，一个女孩。男孩咳白色痰，流清鼻涕，体温 39℃，而且感觉浑身寒冷。我判断孩子是风寒袭肺引起的感冒，我给孩子开了疏散风寒和固护肺表的药，三天后感冒痊愈；女孩咳黄色痰，流黄鼻涕，咽喉干痛，身上发热、微微出汗，我判断孩子是风热犯肺引起的感冒，我给孩子开了清泻肺热的药，三天后感冒得到了根本改善。

为什么小孩子总爱感冒

每次出门诊，看得最多的并不是什么疑难杂症，而是最普通、最常见的感冒。孩子为什么容易感冒呢？

小儿脏腑娇嫩，肺本身又是娇脏，当气候骤变、气温失常时，就容易受到外邪侵袭，伤风感冒。

中医认为，感冒的病变部位主要在肺。鼻为肺之窍，咽喉为肺之门户，如果外邪经口鼻侵入，卫阳被遏，就会出现鼻塞、流鼻涕、咽喉肿痛等一系列感冒症状。如果外邪直接侵犯肺，还会出现咳嗽、咳痰等症状。

生姜羊肉粥 解表散寒

材料 大米 100 克，熟羊肉 60 克。

调料 葱末、姜末各 5 克，盐 3 克。

做法

1. 熟羊肉切粒；大米洗净，浸泡 30 分钟。
2. 锅中加水烧开，放入大米煮成粥。
3. 锅置火上，倒油烧热，加葱末、姜末爆香，下羊肉粒稍煸，将羊肉粒倒入大米粥中，最后加盐调味即可。

功效 羊肉可祛寒补虚，姜可发散风寒，二者搭配食用可散寒暖身。

第一部分 肺好的孩子身体更结实，一生体质好

为什么闷闷不乐的孩子最容易感冒

在五脏与七情的对应关系中，肺主悲，悲伤的感情对肺刺激很大，会使肺气被不断消耗，就容易感冒。许多家长不重视孩子的心理健康，孩子的喜怒哀乐家长都不清楚，以至于孩子生病了都找不到病根。

李大夫医案

悲伤会使孩子的肺受伤

我曾经遇到过一个小女孩，孩子平时很少感冒，也不知为什么这次得了严重的感冒。和孩子聊天才知道，原来最近妈妈带着她去旅游，不小心将她心爱的芭比娃娃丢了。虽然妈妈说再给她买一个，但女孩就是对原来的那个娃娃有感情。于是，她整天不开心，时间长了就生病了。

◉ 悲伤的情绪会造成肺卫不固

悲伤的情绪不断损耗肺气，肺主呼吸的功能就减弱了，造成肺卫不固，容易被外邪侵袭，于是感冒、咳嗽、哮喘等病症就找上门了。

◉ 中西医都认为，悲伤对身体负面影响很大

从中医角度讲，悲伤肺，会影响肺的呼吸和防卫功能。西医认为，悲伤情绪会影响人体内许多激素的分泌，影响免疫功能，造成机体抵抗力下降。

◉ 孩子悲伤时，家长要正确引导孩子发泄情绪

当孩子心情不佳时，家长一定要学会观察，并给予孩子积极的开导，让孩子从悲伤情绪中走出来。家长可以抽出一些时间，和孩子做游戏，给孩子讲故事，积极引导孩子。

这些问题家长最关心

问 家长平时如何顾及孩子的感受？

答 家长在适当的时候要顾及孩子的感受，要和孩子平静交流，多听听孩子的想法，和孩子有良好的关系，这样家庭才会和谐，孩子才会健康成长。

户外运动强体质，不做温室小树苗

现在的生活条件比以前改善了，但是很多孩子的体质远不如过去的孩子，体弱多病的孩子越来越多。一遇到天气变化，来门诊看病的孩子就会明显增多。

◉ 越是长在温室里的孩子，越容易反复生病

以前，没有电脑、手机，许多孩子都会到户外玩耍。在这种氛围中活动成长，孩子们很少被疾病盯上。现在的孩子，出门的机会明显减少。环境的改变是一方面的原因，另一方面，是因为有部分家长担心孩子生病，遇到天气变冷，就尽量减少孩子出门的机会。其实，越是长在温室里的孩子，越容易反复生病。

◉ 坚持适度运动

对于学龄期的孩子，有许多运动项目可以选择，比如游泳、打乒乓球、跳绳、踢毽子、骑自行车等，这些运动都对孩子的生长发育有一定帮助。

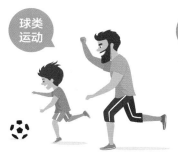

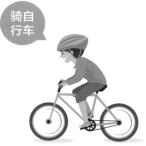

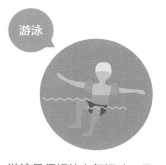

玩球的时候需要跑、跳，能很好地调节孩子的呼吸功能，让孩子呼吸顺畅，少受呼吸疾病的困扰。如果家长陪孩子一起玩，更能促进亲子关系。

骑车可以活跃全身气血和四肢关节。只要选择安全路段，就能让孩子锻炼出强健的体魄。

游泳是很好的有氧运动，且不会对骨骼、关节造成冲击和磨损。对于正在长身体的孩子来说，游泳能增强脾胃功能，促进食物消化吸收，提高身体免疫力。

孩子每次活动的时间也要达到一定量。许多家长带孩子去户外锻炼经常时间达不到要求，也起不到良好效果。

| 2 岁以下的孩子 | → | 每天上午、下午应该各活动 30 分钟 |
| 2 岁以上的孩子 | → | 每天应该有 2 小时左右的户外自由活动时间 |

护肺"三字经"，让孩子体质好、少生病

生活中有许多因素都会损伤孩子稚嫩的肺脏，导致肺虚，从而出现感冒、咳嗽等一系列肺系常见病。这就需要家长在平时多用心，呵护好孩子的肺。根据我的临床经验，护好孩子的肺需要遵循"三字经"，即：节饮食、防劳累、避污染。

1 节饮食

孩子的病多是吃出来的，如果饮食不节制，就会损伤脾胃，造成一系列脾胃病。而脾功能损伤时间过久，不能很好地运化水湿，就会导致水湿内停，形成痰饮，这时就会损伤肺脏。这样的孩子会反复咳嗽，迁延难愈。因此，节制饮食，注意膳食均衡，对孩子的健康尤其重要。

现在的孩子负担重，各种各样的早教班、辅导班占用了孩子玩耍的时间。中医讲"劳则气耗"，劳累，无论是劳力还是劳心，都会伤气、耗血，导致气血亏虚，时间一长，孩子幼小的身体支撑不住，最为娇嫩的肺脏必然最先受损，出现一系列肺系病症，如肺炎、哮喘等。因此，防止孩子过度劳累，对养肺的重要性不言而喻。

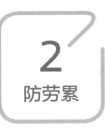

2 防劳累

3 避污染

临床上常会见到一些孩子患有哮喘、支气管炎等很顽固的疾病，反复发作，去不了根。这些疾病在《灵枢》中被称为"肺胀"，表现为气喘、咳嗽、咳痰反复发作，时轻时重，久治不愈。孩子为什么会患上这么难治的疾病呢？一个很重要的原因就是污染。近年来大气污染严重，孩子们在这样的环境中长大，娇嫩的肺脏难以承受。更令人痛心的是，一些家长在孩子面前吸烟，不顾自己的健康，还无视对孩子的毒害。长年吸二手烟，危害不亚于主动吸烟。

脾和肺是"母子"，健脾和养肺同等重要

中医常用补脾的办法养肺

一般情况下，孩子的常见病主要集中在脾和肺上，把这两脏安抚好，孩子的病就少了大半。

◉ 脾为土，肺为金，土能生金

清代儿科名著《幼科铁镜》上说："脾属土也，以是知脾土为一身之母也。有脾土而后有肺金。"脾与肺的关系是土生金的关系。脾土不好了，肺金的功能也会跟着变差。那些脾胃不好的孩子，就容易感冒发热咳嗽。天稍微变凉就容易感冒，气温略一变就容易发热。

古代行军打仗，经常说"兵马未动，粮草先行"。如果把小孩子的身体比作一支军队，那脾胃就是负责"粮草"的押运官，对于孩子来说，要想让孩子身体棒棒的，就必须先把脾胃调理好。

◉ 用"培土生金"的办法养肺

因为小儿"脾常虚"，脾气虚会使肺气不足，也就是"土不生金"，调理时应该用"培土生金"的办法。适合用补脾的办法养肺，来达到少患呼吸系统疾病的目的。

山药糯米羹 补脾益肺，强体质

材料 山药 100 克，糯米 50 克，枸杞子 5 克。

做法

① 将山药去皮，洗净，切块；将糯米淘洗干净，放入清水中浸泡 3 小时；枸杞子洗净，备用。

② 将糯米和山药块一起放入搅拌机中打成汁。

③ 将糯米山药汁和枸杞子一起放入锅中煮成羹即可。

功效 山药有健脾养肺、补体虚的功效；糯米可健脾益肺，和胃安神。两者一起食用，健脾肺效果更好，能增强孩子的体质。

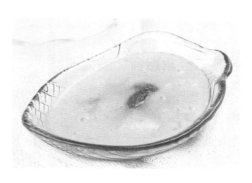

孩子体质差、常感冒，要补肺，还要健脾

中医认为，小儿感冒的病因有两方面：一是外感因素，二是正虚因素。外感因素指的就是自然界的邪气，我们经常听到的外感风寒、外感风热，这都是引起感冒的原因。但不是有了外感因素就一定导致感冒，也不是所有人有了外感因素都会感冒，为什么有的人不感冒而有的人会感冒呢？

脾虚的孩子爱感冒

有个 5 岁的小男孩，妈妈说他经常感冒，一感冒就高热、咳嗽，总得去医院打针、输液。有时好了，过不多久又感冒了。我看孩子的舌苔白腻，再给孩子把脉，发现孩子体内有食积，体表又感染风寒，所以经常感冒。妈妈说，孩子平时吃饭老没胃口。我对孩子的妈妈说，孩子脾肺虚弱，要增强孩子的体质，不仅需要补肺，还要健脾。我给这孩子开了调理风寒感冒常用的"杏苏散"，还加上山楂等化积消食的食材。吃了三服药后，孩子的病情明显好转了。

◉ 孩子爱感冒，可能是脾虚

就和上面案例中讲到的情况一样，有的孩子爱感冒，平时还不爱吃饭，消化不好。这种情况，表面上是肺的病，深层次却牵连着脾。临床上，因为脾虚导致积食，遇上外感风寒就感冒的孩子太多了。中医有句话"四季脾旺不受邪"。大家知道，脾和肺是母子关系，脾负责提供充足的营养给肺，肺才会强健不受损伤。脾虚了就很难提供足够的营养给肺脏，就容易感冒。因此，给孩子补肺首先要健脾。

◉ 孩子经常感冒、消化不好，脾和肺得兼治

孩子脾虚、肺虚引起的感冒，调理时除了常规的疏风解表，还需要健脾消积、益气固表。平时常吃健脾益肺的食物，可以预防感冒。

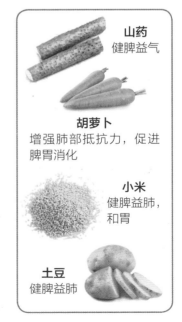

山药
健脾益气

胡萝卜
增强肺部抵抗力，促进脾胃消化

小米
健脾益肺，和胃

土豆
健脾益肺

第二部分

孩子身体小信号，肺有不适早知道

看一眼，早早抓住疾病的马脚

面色苍白、常咳嗽——多是肺气不足

肺是孩子最娇嫩的脏腑，如果孩子面色苍白，时常咳嗽，很可能是肺气不足，需要培补肺气。

⬤ 面色苍白、经常咳嗽，多是肺气不足

按照中医五色对应五脏，肺对应的是白色。面色苍白的孩子，多是肺气不足的表现。引起咳嗽的原因有许多，但病位在肺，因为孩子身体稚嫩，抵抗力差，容易被外邪侵犯，肺脏尤其娇嫩，特别容易受伤害，所以小儿咳嗽初期多为外感咳嗽。风寒、风热之邪从口鼻侵入肺脏，肺失宣降，肺气上逆，就会引发咳嗽。有些孩子平时体质较差，肺气虚弱，就比别的孩子更容易咳嗽，而且咳嗽持续的时间更长。

⬤ 用山药补肺气，咳嗽好得快

山药味甘性平，不燥不腻，入肺、脾、肾经，是健脾补肺、益胃补肾的上品。山药补气，肺气充足，就能用自身的力量将残留的邪气驱逐出去，从而改善咳嗽症状。

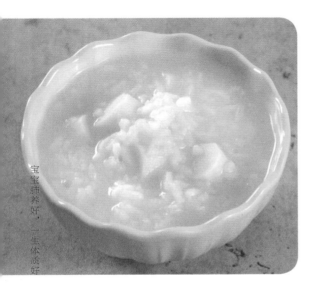

宝宝肺养好，一生体质好

山药大米粥 改善面色，止咳嗽

材料 山药块 100 克，大米 80 克。

做法

❶ 将大米淘洗干净，倒入锅中。

❷ 加入山药块和适量水，以大火煮沸，转小火煮至大米软烂即可。

用法 早、晚趁热各喝 1 碗。

功效 这款粥可补脾益肺，改善苍白面色，尤其对肺肾亏虚引起的干咳少痰有调理效果。

4 种异样舌苔——提示孩子肺受伤了

舌诊是中医儿科非常重要的诊病手段，因为它不像脉诊那样难以捉摸，是"眼见为实"的特征，所以当中医面对远程诊疗时，看舌苔也能知道孩子身体的内部情况。

专家提醒

舌诊，最重要的就是看舌色与舌苔

舌色主要反映身体内火的多少，舌苔反映身体里水的多少。舌色越红火越大，舌苔越厚水越多。所以，当一个人体质状态正常时，往往是淡红舌、薄白苔，这是一个水火平衡的中间状态。

厚腻舌苔

代表身体水湿重，水液代谢紊乱，容易出现咳痰、饮食不振的表现。父母发现这种情况一定要少给孩子吃油腻食物，清淡饮食，同时要适当运动或泡脚排汗，把多余的水液代谢出去。

草莓舌

当孩子发高热时，舌头会很红，像草莓一样，还有许多小芒刺，孩子往往特别想喝水，这就是中医高热伤津的表现，在一些传染性疾病中多见，如猩红热等。

镜面舌

指孩子的舌头很光滑，看不到什么舌苔。一般见于阴虚的孩子，往往比较瘦，同时可能伴随潮热盗汗，这是身体缺水的表现，所以容易引起口渴的食物要少吃，可以多补充梨水等滋阴食物。

胖大舌

有的孩子舌头很大，甚至能看到边上有牙齿印，这叫齿痕舌，是脾虚湿盛的表现，多见于肥胖儿童，可能伴随乏力、气短等表现。处理原则是健脾祛湿、培补肺气，加大运动量。

大便干燥伴有咳嗽——补肺是硬道理

中医认为"肺与大肠相表里"。肺与大肠在病理上的相互影响，表现为肺失宣降和大肠传导功能失调。因此，便秘与肺有很大关系。

李大夫医案

因肺虚引起的便秘，不宜清热泻火

一位家长带着 6 岁的男孩来看病，说是孩子便秘，看了一家医院没好。我观察了一下孩子，他总是流清鼻涕，还一直咳嗽、气喘。我问家长以前给孩子吃了什么药物。家长说，前家医院的大夫说孩子便秘是因为上火了，然后开了几服清热泻火通便的药，并让给孩子吃一些凉性的水果。谁料想，吃完药不但大便没通，还经常说肚子痛。

听了家长的诉说，我给孩子做了检查后发现：便秘是肺气虚引起的，补肺才是合理的思路。我给孩子开了补肺的中药，并让家长做香蕉土豆泥给孩子吃。经过 1 周的调理，孩子便秘的症状改善了，也不再咳喘了。

● 肺虚引起的便秘，补肺才是硬道理

中医小儿诊治学中有这样一句话："大肠，肺之表，闭结，肺有火也；肺无热而便秘，气血枯也，不可寒凉，更不可攻下。"意思就是说，因肺虚、气血不足引起的便秘，用清热泻火的中药去治，不但治不好，反而会加重病情。应该用调补肺气的方式来治疗。

香蕉土豆泥 润肺益肠，调便秘

材料 香蕉 200 克，土豆 50 克。

调料 蜂蜜适量。

做法

1. 香蕉去皮，果肉捣碎；土豆洗净，去皮。
2. 将土豆蒸熟，取出，压成泥状，放凉备用。
3. 将香蕉泥与土豆泥混合拌匀，淋上蜂蜜即可。

用法 佐午餐食用，每周 2～3 次。

功效 补肺润肠，缓解便秘。

烦躁不安、容易发脾气——需要清肺火

许多父母都有这种体验，孩子生病前往往情绪不稳定，喜欢哭闹，这也是一个重要的信号。

◉ 正常孩子的精神状态

如果是正常的孩子，身体健康，精神饱满，自己的需要得到满足，情绪自然稳定，不哭不闹，两眼有神，即使来到陌生环境，也不会害怕。

◉ 外感咳嗽的孩子的精神状态

孩子感受风寒、风热，经常会引起感冒、咳嗽。这类孩子常表现为疲乏无力、面色苍白、少气懒言。出现这种情况，健肺止咳化痰尤其必要。

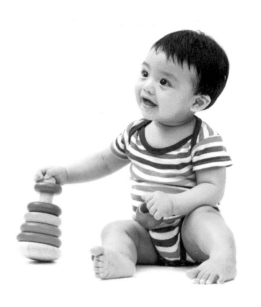

◉ 生病发热的孩子的精神状态

孩子如果生病发热了，会面色发红、口干舌燥，从而烦躁不安。这时候家长要赶快给孩子测量体温，看看是否已经发热。如果发热，就要积极想办法退热。

◉ 容易惊厥的孩子的精神状态

容易惊厥的孩子往往两手握拳，双目无神。如果孩子连哭都没有力气，往往不是孩子不想哭，而是哭不动了，说明病情已经变得严重。这时候的孩子也变得萎靡不振，烦躁不安，爱发脾气。

> **专家提醒**
>
> **不要因为孩子脾气暴躁而生气**
>
> 作为父母，千万不要因为孩子莫名其妙的脾气暴躁而生气，要正确认识孩子情绪反常的原因。孩子可能因为患有疾病而内心烦躁，同时也会因为内心烦躁而使疾病加重。

哭声异常——可能是肺病初期信号

要问人为什么会哭，您一定会说是因为伤心了才哭。确实，孩子哭也是因为伤心，但更多地是因为自己小，身体难受了说不明白，妈妈又看不出来，只能通过哭来倾诉自己的病情。

● 从哭声中辨清疾病的虚实

中医认为："声由气发，气实则声壮，气虚则声怯。"哭声就是通过气发出来的。孩子吃了生冷的东西后，影响到脾肺，肠道会突然痉挛、疼痛。这是因为凉就是寒，寒性会使肠道凝滞不通，气不顺。这时候孩子是一边忍着痛一边哭的，哭声不高，还时断时续的，感觉好像是胆小的孩子不敢放声大哭一样。孩子发出这种哭声，大多是因为体虚，体内有寒。因此，需要祛寒补虚。

如果孩子的哭声高而久，还哭得面红耳赤的，这时候，他是在用愤怒的哭声告诉妈妈："我热得难受！"这样的孩子大多数都是体内有热，而且大部分的热都集中在肺和脾胃里。肺热会让孩子鼻咽干燥，气壮声洪。

其实，哭也是孩子宣泄肺热的一种方法，但哭久了会耗伤肺气，所以家长要及时采取应对措施。

● 这些啼哭，可能是孩子患病初期的信号

哺乳或进食啼哭：孩子（尤其是婴儿）一含乳头或奶嘴就哭，拒绝进食，并有口臭、流口水现象，可能是咽痛或者鼻塞。

排便前后啼哭：排便前啼哭常见于便秘的孩子，排便后啼哭多为大便干燥引起的肛裂等。排小便时啼哭并伴发热，提示孩子有尿路感染。

啼哭声嘶喘鸣：单纯的啼哭声嘶哑常见于急性喉炎症状。如果孩子哭声急促，伴有咳喘、呼吸困难、鼻翼翕动、口唇青紫，则说明孩子可能患了肺炎。如果哭声略嘶哑且伴喉喘鸣，呼气延长，可能患了支气管哮喘。

这些问题
家长最关心

问 孩子的哭声里会透露什么疾病信号？

答 如果孩子呼吸变粗、频率增加，并且面部发红，那很有可能是发热了。如果呼吸急促，鼻翼翕动，口唇周围青紫，呼吸时肋间肌肉下陷或胸骨上凹陷，很可能是患了肺炎。

食指内侧毛细血管清晰可见——风寒感冒的预警

中医认为，小儿食指内侧可根据指纹分三个区，从内往外分别叫风关、气关、命关。从一粒沙子可以看到整个世界，同样，观察孩子食指内侧那根毛细血管，也能知晓孩子的整体健康状况。

◉ 如何通过观察食指判断孩子健康状况

家长可以用一只手抓住孩子的手，另一只手的拇指由外向里推孩子食指内侧的毛细血管（络脉），边推边观察。推几下后，孩子食指内侧的毛细血管就会清晰可见。

孩子健康的时候，这根血管是若隐若现的，几乎看不见，但孩子如果着凉了，这根血管就会清晰可见。风关处的毛细血管像一棵刚长出来的小树，长满了整个风关并正要向上延伸，而且枝干的颜色发青。这说明孩子得了风寒感冒，这种情况多发生在春冬两季。

在夏秋的时候，如果在风关处看到同样一棵"小树"，唯一不同之处是这棵"小树"的树干是红色的。那么孩子的病症不是着凉而是伤热了，也就是孩子在夏秋两季最容易患的热感冒。这时候，孩子会咽干、发热、上火，甚至鼻出血。对于这种情况有一句民间歌谣方便记忆："青树风关是着凉，红树风关是热伤。"

◉ 怎样辨别孩子病的轻重

如果"小树"只长到风关外，说明孩子患病比较轻，如果是着凉了，让孩子出点汗、发发热就好了；如果是伤热了，给他用点凉药清清热就行了。但是，如果"小树"越过第一道关卡，进入第二关——气关，表明孩子的病情正在发展。这时，要带孩子就医。

◉ 观察食指，也要兼顾孩子其他症状

观察孩子食指时，家长一定要站在光线充足的地方，比如说把孩子抱到窗前，然后再用手去推，细心观察孩子食指血管的颜色和形状，就能辨清疾病的寒、热、虚、实。在这里要提醒各位家长：观察孩子食指的同时，还要结合其他症状，做到更加准确地知悉孩子的病情。

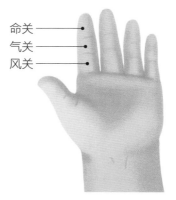

命关 ——
气关 ——
风关 ——

腋温、口温、肛温——从三个温度值看孩子身体状况

各位家长们，一定要知道孩子的三个温度：腋温、口温、肛温。

● 腋温、口温、肛温，三个温度值不一样

许多人认为，孩子的体温只要不高于37℃就是正常的。其实这是不对的，孩子不同部位的体温并不一样。

李大夫医案

给孩子测体温，要注意哪些方面

有一次，一个朋友打电话给我，说他家的孩子老是低烧。我当时听了就觉得奇怪，他的孩子不到2岁，看着身体挺好的，就问他怎么给孩子量体温的，他说一般都是测肛温。我问他孩子的肛温是多少，他说有时候是37.8℃，有时候是37.6℃，反正很少正常过。

我听后心想，这不是在正常值吗？朋友感到惊讶，正常值不都是低于37℃吗？

我接着追问才得知，原来朋友带孩子上医院时，看到一个家长在给孩子测肛温，那位家长告诉他，给孩子测体温时测肛温更准确。

我马上明白了，这位家长是没有依据随便说的，我的朋友是盲目相信了别人。许多人都认为人体各部位的体温就是37℃左右，这是不科学的。

一般来讲，腋窝的温度是36℃~37℃（婴儿的体温会稍微偏高一些，也正常）；口腔中的温度叫口温，正常值比腋温要高一些，在36.7℃~37.7℃；肛温（直肠的温度）在三个部位中是最高的，在36.9℃~37.9℃。

这些问题家长最关心

问 孩子发热初期有哪些容易被家长忽略的小征兆？

答 怕冷是发热前期的一种表现，测量体温时可能还不到38℃，但此时孩子会出现皮肤苍白、手脚发凉、无汗、畏寒、肌肉酸痛、无力等症状。

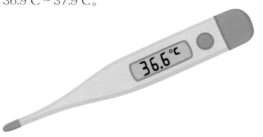

宝宝肺养好，一生体质好

孩子生病前有各种小信号

晨起喷嚏不断：要感冒的征兆

有时候孩子早晨起床，开始接连打喷嚏。这个现象家长一定不能忽视，这说明寒邪开始侵犯孩子的身体，是感冒的征兆。

李大夫
医案

葱白煮水熏鼻孔，扼住感冒的第一道防线

一位 5 岁男孩的妈妈向我诉说：她的孩子体质较弱，经常感冒咳嗽。一般表现为：早晨起来开始连连打喷嚏，然后过几天就会感冒。她问我怎样做能够在早期控制？我告诉孩子妈妈：孩子打喷嚏是肺受寒邪的表现，需要让身体变得温暖起来，赶跑体内的寒气。如果任由寒邪在身体内作祟，就很容易感冒。

我给推荐了一个方法，就是将葱白煮水，然后让孩子早晚去嗅水蒸气。葱白具有发散风寒的功效，这种气能从鼻孔汇入肺部，驱走肺中的寒气。坚持了 3 天，孩子打喷嚏的症状消失了，并没有发展到感冒那一步。

● 孩子打喷嚏，是预防感冒的好时机

孩子晨起打喷嚏，是一个很好的时机，如果家长及时处理，问题很快就会得到解决。如果不以为然，则会出现两种可能：一种是身体自己处理，唤来体内的"防御部队"——正气赶来"救驾"；另一种是体内正气抵挡不住外寒的凶狠，喷嚏连连，然后感冒生病。

葱白汤熏鼻法 缓解鼻塞

材料 葱白 4 段。

做法 将葱白切碎，煮水。

用法 把葱白汤放在孩子面前，让他自然呼吸葱白水的水蒸气，能缓解鼻塞症状。连续熏蒸 10 ~ 15 分钟，每日 1~2 次，连续 3 天。

功效 温阳散寒，疏通鼻窍。主治急性鼻炎引起的鼻塞、流涕、打喷嚏等。

突然流清鼻涕：风寒感冒

中医认为，鼻为肺之窍。肺出现问题，鼻子首先感知。家长仔细观察孩子的鼻子，就能了解孩子的健康状况。

◉ 孩子为什么会流清鼻涕

中医有"上焦如雾"，上焦指的是心肺，主要是指肺。肺的功能就相当于一台蒸汽机，它把人体内的水分变成雾，通过鼻腔蒸发出来。就像冬天，我们鼻子里呼出的全是水蒸气，遇到强的冷空气时，这股雾气就会化成水从鼻腔里流出来，那就是清鼻涕，也就是我们常说的着凉感冒了。中医称之为"风寒束肺，肺气不宣，卫气不固"。

◉ 生姜是祛风散寒的佳品

在民间有"生姜治百病"的说法。生姜之所以能调治风寒感冒，是因为其味辛、性微温，入肺、脾、胃经。在中医中，凡具有发散风热、发散风寒、行气行血的药食都为辛；"温"有进补的意思。正是因为生姜有这些特点，所以就使得它具有了祛风散寒、宣肺解表的功效。

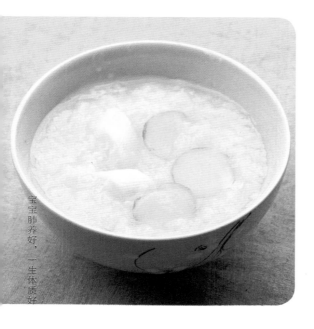

生姜葱白粥 散寒解表

材料 大米50克，生姜7片（约15克），葱白7段（约30克）。

调料 醋适量。

做法

❶ 大米、生姜洗净，一起放入锅中煮粥，待粥半熟时加入葱白。

❷ 粥熟加入醋，稍微煮一会儿即可。

用法 趁热食用。

功效 主治小儿风寒感冒流清鼻涕。

温馨小提示 服用后，应立即上床用被子盖住，使身体微热出汗。

流黄鼻涕咳黄痰：风热感冒

如果孩子流黄色的鼻涕，那就是自然界的热风来肺的"家"里做客了，热气把像雾一样的水蒸气经过"浓缩加工"，变成浓浓的鼻涕堵在鼻腔里，又从气管上行到咽喉。这时候咳出来的就是黄痰，所以清肺热就成了当务之急。

◉ 风热郁积，孩子很容易被肺炎盯上

如果孩子长期流黄鼻涕，说明内热不但没被清走，还打算长期在这里"安家"，这时咳出来的痰或流出的鼻涕还会带有一种腥臭味，中医称之为"肺经郁热"。这时候，还能听到孩子肺里有不正常的呼吸声，而且很嘈杂，这就是肺和痰热发生矛盾了，在打架，西医称之为肺炎，而中医叫"痰热壅盛"。

◉ 排毒解热是祛风热的关键

风热侵肺的调理关键，就是要想办法清除侵入孩子体内的风邪以及热毒。也正是因为如此，中医在治疗风热感冒时，会把"排毒解热"作为最为基本的治疗原则。孩子染上风热感冒，如果症状较轻，且精神状态较好，家长就不用急于带孩子前往医院，可以留在家中观察调理，并予以排毒解热的食疗方（如三根汤等）来调养，大多可以好转。

三根汤 清热解毒，化痰

材料 大白菜根3个，大葱根4个，芦根10克。

做法 将3种食材放在一起煎水。

用法 口服，每天1次，连服2~3天。

功效 大白菜根可清热解毒、止咳化痰；大葱根可解表清热；芦根可清热生津。三根汤有清热解毒、止咳化痰的功效。

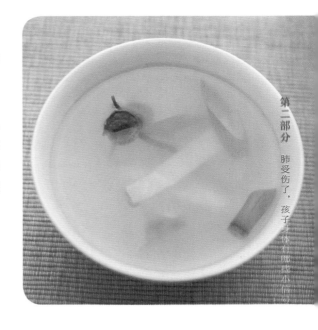

鼻塞流涕总反复：小心鼻炎莫忽视

有些孩子每年入春后都会鼻塞，流涕打喷嚏不止，不少家长认为是感冒，但经过治疗后仍不见效，甚至会突发胸闷气短。其实，这很可能是过敏性鼻炎引起的，家长不明病理就给孩子擅自用药是很危险的。

◉ 过敏性鼻炎由哪些因素引起

随着城市生活日趋现代化，汽车尾气、雾霾、化妆品、装饰材料、食品添加剂和花粉等，都是引发过敏性鼻炎的主要原因。

◉ 过敏性鼻炎的危害有哪些

过敏性鼻炎的临床症状各异，危害很大，除了常见的鼻塞流涕外，还可以有诸如头痛、头晕、记忆力下降、胸痛、胸闷、精神萎靡等。如果鼻炎未能及时调理，影响鼻腔黏膜时，孩子就会出现嗅觉障碍，导致闻不着气味。

◉ 过敏性鼻炎如何防治

由于对花粉等过敏原敏感，春季是过敏性鼻炎的高发期，所以对花粉过敏的孩子春季要尽量减少外出。当出现持续性鼻塞、鼻痒、呼吸困难等现象时，要及时到医院接受检查及治疗。

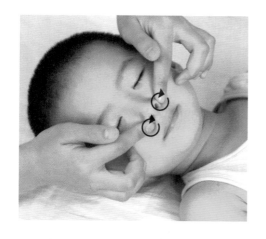

◉ 按揉迎香

精准定位：鼻翼外缘，鼻唇沟凹陷处。

推拿方法：用两手食指指端分别按揉两侧迎香穴，揉 50 次。

推拿功效：宣通鼻窍，防治过敏性鼻炎。

突发喘息：当心急性哮喘

急性哮喘经常发生在春冬两季，发病率可高达 60% 以上。其原因可大致分为：过敏原吸入、气候变化、感染因素等。如果孩子不明原因的突发喘息，就要提防急性哮喘了。

⦿ 急性哮喘的"罪魁祸首"

春季孩子室外活动增多，吸入过敏原的数量和机会也会相应增加，此时容易引发急性哮喘；冬春季节气温变化较大，忽冷忽热容易患感冒、伤风，而急性哮喘的发作多与伤风感冒有关；寒冷天气，一些病菌如大肠杆菌、葡萄球菌和链球菌的致病力较强，容易引发急性哮喘。

⦿ 防止急性哮喘，要从细节入手

衣服冷暖要适宜，科学调理饮食，让孩子注意锻炼，多晒太阳以及常开窗通风等，都可以防止病原体入侵，从而预防急性哮喘。如果孩子出现了急性哮喘，家长一定要及时带孩子上医院治疗。

⦿ 按揉肺俞

精准定位：背部，第三胸椎棘突下，旁开 1.5 寸，左右各一穴。
推拿方法：用拇指指腹按揉孩子双侧肺俞穴 100 次。
推拿功效：宣肺，止咳化痰。

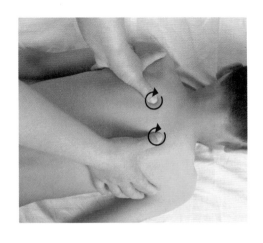

孩子出现了这些情况，
需要立即上医院

孩子疾病的发生发展是有规律可循的，家长可以从以下几个方面判断孩子的病情变化。

1 看呼吸频率

一般来说，2个月以内的孩子，呼吸频率在每分钟60次以上，2~12个月的孩子呼吸频率每分钟在50次以上，1~3岁时呼吸频率每分钟要大于40次，学龄前期儿童呼吸频率每分钟要超过30次。如果家长发现自己的孩子呼吸很费力，比如有张口抬肩、坐着呼吸说话时语不成句、呻吟点头状呼吸等，就说明孩子的呼吸比较困难。

2 看心率或脉搏

家长可以通过触摸孩子腕部的血管搏动或触摸前胸部的心脏跳动来简单判断孩子心脏的情况。如果孩子在平静状态下心率明显增快，新生儿大于每分钟160次，婴儿大于每分钟140次，幼儿大于每分钟120次，儿童大于每分钟100次，或者心率明显偏慢，这时候家长也要尽快带孩子到医院进行治疗。

3 通过肢体症状、精神状态、尿量、体温等判断

比如说，孩子大汗淋漓、面色苍白、口唇发青、四肢末梢发凉、皮肤湿冷或发花，按压后皮肤黏膜颜色不能很快恢复到正常状态，或者皮肤有出血点、出血斑等；或者孩子异常哭闹，不能安抚，表情淡漠，对外界刺激反应差、嗜睡、昏迷，以及胡言乱语、抽搐等。这些情况家长都要注意。最后就是看小便，如果孩子尿量明显减少甚至无尿，或者体温明显小于35℃、大于40℃时，也要尽快到医院，不能马虎大意。

第三部分

孩子容易感冒，
对症预防除病根

风寒感冒，
要把孩子体内的寒气赶出去

辨寒热：风寒感冒 VS 风热感冒

感冒在小儿疾病中很常见。孩子感冒后，不少家长认为随便用点感冒药就能见效。其实不然，中医将孩子常见的感冒分为风寒感冒和风热感冒两种。不同的感冒类型，调理方法也不同。

◉ 千万不能滥用感冒药

感冒药有不良反应，一定不能随便给孩子吃感冒药。孩子感冒时，要先分清寒热再采取措施，不建议随便给孩子吃感冒药。

◉ 风寒感冒的常见症状

中医说的风寒感冒在生活中最常见，大多数家长都能辨别清楚。一看到孩子流清鼻涕、怕冷、发热、头痛，但不出汗，就知道他是衣服穿少了着凉了。

◉ 风热感冒的常见症状

同样是发热、头痛、鼻塞，但流的是稠鼻涕，孩子还满脸通红、口干，一个劲地要喝水。另外，舌苔不是正常的薄白，而是黄色的，舌体通红，这就是热证，也就是风热感冒。

◉ 风寒、风热感冒的区别

病症类型	症状表现	推荐用药
风寒感冒	发热又怕冷、无汗、鼻塞、流清涕、口不渴、咽不红	小儿至宝丸（请严格按说明书使用，或遵医嘱）
风热感冒	发热，微微有汗，并伴有头痛、鼻塞、流黄鼻涕、喷嚏、咳嗽声重、咽喉肿痛、口干唇红	小儿感冒颗粒（请严格按说明书使用，或遵医嘱）

孩子为什么会得风寒感冒

感受风寒引起的感冒叫风寒感冒，这是最常见的感冒类型。有的孩子晚上踢被子受凉了，或者换季没有及时增添衣物，就容易发生风寒感冒。当寒邪侵袭时，人体最先感觉到的是皮肤、汗毛、头发等，肌肤就会处于紧张闭合状态，所以人受凉会起"鸡皮疙瘩"，就是汗孔闭合后，没有及时打开引发的。

● 寒邪如何侵袭孩子身体

孩子形气未充，身体的各器官和生理功能都不完善，而孩子又经常处在这种平衡不断被打破和重新建立的过程中，身体抵抗外邪的能力也较差，所以容易遭受外邪侵袭而生病。

有这样两种情况，孩子容易感受寒邪而生病。一种情况是寒气突然变得太厉害，身体里面的正气敌不过它，这个时候的寒气就叫"寒邪"了，寒邪侵袭人体，人会生病。这种情况一般发生在气候骤变的时候，所以寒流来袭时，通常会有大量孩子生病。另一种情况就是人体抵抗力变差的时候。大家都知道"落后就要挨打"的道理，身体的正气与病邪之间也是这样。如果我们的正规军部队——体内的正气不足，也容易受到寒邪侵袭，使人出现感冒、发热、咳嗽等症状。

● 为什么现在的孩子，冬天、夏天都容易受寒感冒

有的父母一到冬天，喜欢给孩子穿上很厚的衣服，一旦进了有暖气或者空调的房间，温差很大，这时如果不及时减衣服，孩子会觉得很热，小脸通红，会出一身汗，全身毛孔都会张开，这时候突然再带孩子到外面去，温度迅速降低，冷风一吹就打喷嚏，孩子马上就会觉得身上一阵发紧，紧接着就开始流清鼻涕，这样孩子就会受寒。

夏天也有寒邪，而且可能比冬天还重。因为夏天外面天热，孩子的皮肤毛孔特别容易打开，会出汗。现在的房间里一般都开空调，尤其是一些公共场所，会把空调温度设得很低，里外温差过大，屋里屋外一起走动，寒邪就会趁机侵袭人体。

第三部分　孩子容易感冒，对症预防除病根

风寒化热是怎么回事，应该怎样调理

许多家长在孩子感冒时分不清是风寒还是风热，因为孩子既有风寒症状，又有内热症状。风寒侵袭人体后，毛孔闭合，身体的散热机制受到抑制，或者本身有内热的孩子再受凉，就会出现内热加重的状态，也就是寒包火。

◉ "寒包火"的症状有哪些

肌肉酸痛、关节痛、畏寒、无汗、鼻流清涕。 **外寒** | **内热** 口干舌燥、咽痛、口渴、鼻涕和痰逐渐变黄变黏、便秘、尿黄等。

◉ 调理外寒里热的感冒，表寒和里热都要兼顾

处理外寒里热的感冒，需要兼顾表寒和里热，不可一味地运用清热药，否则表寒得不到解除，病情也总是缠绵难愈。

◉ 用白萝卜、生姜、香菜煮水，可散寒清热

香菜和生姜都是辛温解表的中药，可以散寒解表，祛除体表的寒；白萝卜性凉，入肺胃经，具有清热生津、下气宽中、顺气化痰的功效，可以清里热、生津止渴。

这个食疗方可以融入日常饮食中，比如做羊肉白萝卜汤，加点香菜和生姜，效果也很好。

专家提醒

风寒感冒处理不及时，就会风寒化热

如果风寒感冒处理不及时的话，风寒直侵孩子身体就会化热。这个时候既有表寒的症状，比如怕冷，又有里热的症状，比如鼻涕开始变黄了，扁桃体开始发炎了，喉咙开始痛了，这个时候就要选用中成药风热感冒颗粒来调理。

生姜香菜水 解表散寒

材料 香菜4根（去叶留根），白萝卜3片。

调料 姜片5克。

做法 将上述材料放入锅中，加水煮开15分钟后服用。

用法 一天服用2~3次，一周服用2~3天。

功效 调理外寒里热引起的感冒。

宝宝肺养好，一生体质好

为什么乍暖还寒的春天更容易感冒

春季的天气乍暖还寒，孩子稍微不小心就容易患上感冒。早春时节多为风寒感冒，对于体质弱的孩子一定要做好预防。

◉ "春捂"是应对春季感冒的好方法

春天的气温忽高忽低、天气忽冷忽热，孩子稍有不慎就会受感冒困扰。所以，给孩子"春捂"很有必要。"春捂"就是说，春季气温刚刚转暖，不要过早让孩子脱掉厚衣服。冬季穿了几个月的厚衣，身体产热散热的调节与冬季的环境温度处于相对平衡的状态。由冬季转入初春，气温变化又大。俗话说"春天孩儿脸，一天变三变"，过早地给孩子脱掉棉衣，一旦气温下降，孩子就会难以适应，抵抗力下降。病菌就会乘虚而入，容易引发感冒等呼吸系统疾病。

◉ "厨房三剑客"调理风寒感冒初起

春季，孩子风寒感冒初起，主要症状为头痛、怕冷、四肢酸痛，同时伴有鼻塞、流清鼻涕。咳痰稀薄色白，舌苔薄白。症状较轻的话，可以尝试"厨房三剑客"煮水给孩子泡脚。

所谓"厨房三剑客"，即日常用的葱、姜、蒜。它们都有发汗解表的功效，对提高免疫力和预防呼吸道疾病有积极的作用。葱具有散寒、健胃、发汗、去痰、杀菌的功效；蒜可健胃、杀菌、散寒，对呼吸道传染病有预防作用；生姜具有温暖、兴奋、发汗、止呕、解毒等作用，尤其适用于外感风寒。

制作方法很简单：取葱白、蒜头、生姜片各50克，将适量清水烧开后倒入，盖上盖子煮3~5分钟，然后晾至温热状态给孩子泡脚，直至孩子身体微热发汗，每天泡1次，连续泡3天。

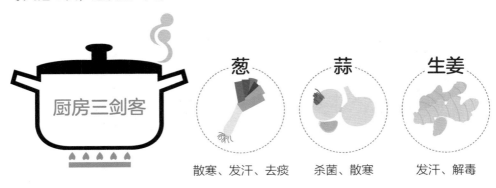

厨房三剑客

葱　　　　　蒜　　　　　生姜

散寒、发汗、去痰　　杀菌、散寒　　发汗、解毒

孩子得了风寒感冒，几根香菜就能祛风散寒

导致孩子风寒感冒的主要因素，是风邪与寒邪。中医认为，在治疗风寒感冒时应遵循"祛风散寒"的原则。那么，怎么祛风散寒呢？对感冒症状不怎么严重，且精神状态较好的患儿来说，并不一定就要服用药物，可选择在家中观察治疗，食用一些具有祛风散寒的食疗方来调养，就有着很好的缓解作用。在众多的食疗方中，香菜黄豆汤，就适宜风寒感冒的孩子服用。

◉ 香菜 + 红糖，祛风散寒的佳品

香菜，其性温，味辛，具有发汗透疹、消食下气、醒脾和中之功效，用来做汤有发汗、清热、透疹的功能。红糖，一直以来就是补虚、润腑的良品。将两者搭配在一起给孩子饮用，能很好地缓解孩子的风寒感冒症状。

香菜红糖米汤 风寒感冒

材料	香菜 30 克，米汤半碗。
调料	红糖 5 克。
做法	米汤先煮沸，放入切好的香菜、红糖，不断搅拌，直至红糖全部溶解。
用法	口服饮用，每日 30 毫升。
功效	疏风散寒，调理风寒感冒。

香菜黄豆汤 疏风散寒治感冒

材料	香菜 30 克，黄豆 10 克。
调料	盐 3 克。
做法	香菜与黄豆洗净。先将黄豆放入锅内，加水适量，煎煮 15 分钟后，再加入香菜同煮 15 分钟。
用法	去渣喝汤，一次或分次服完，可加入少量食盐调味，每天 1 剂。
功效	改善风寒感冒引起的流清涕、咳白痰等症状。

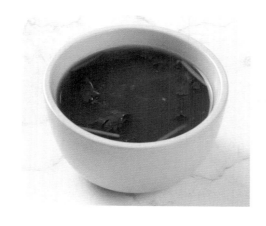

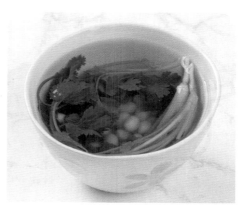

熬一碗暖暖的粥，祛寒暖肺防感冒

孩子发热时，身体经历了激烈的正邪之争，就像部队刚刚到前线跟敌人打过仗，能量被消耗殆尽，脾肺之气不足，这时最好让部队休养生息。可以给孩子喝点温热的粥，有助于机体发汗、驱寒散热，促进正气的恢复。

驱寒姜枣粥

材料　鲜玉米粒、大米各50克，鲜豌豆30克，红枣2枚。

调料　姜片5克。

做法

① 大米洗净，用水浸泡30分钟；鲜豌豆、鲜玉米粒洗净；红枣洗净，去核。

② 锅内加适量清水烧开，加入大米，大火煮开后转小火。

③ 煮10分钟，加入姜片、红枣、鲜豌豆与鲜玉米粒，继续煮20分钟即可。

用法　趁温热服用。

功效　可以补虚祛寒、发汗透热。

葱白大米粥

材料　大米100克，葱白段30克。

调料　盐3克。

做法

① 大米洗净，用水浸泡30分钟。

② 锅内倒入适量水烧开，加入大米，大火煮开后转小火。

③ 煮30分钟，待大米将熟时，把葱白段放入锅中，米烂粥熟时放入盐调味即可。

用法　趁温热服用。

功效　葱白具有发汗解表、宣肺平喘、利水消肿的作用，煮粥食用能够很好地防治风寒感冒。

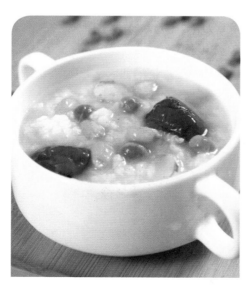

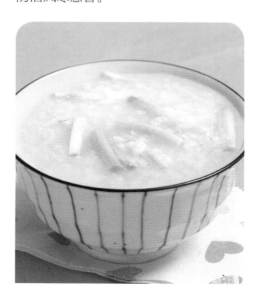

感冒流清鼻涕，按揉迎香、风池效果好

鼻涕是属于肺的液体，中医讲肺开窍于鼻。孩子感冒后流鼻涕不止，很可能是因为病邪没有清洁干净，留在鼻腔里导致的，流鼻涕就成了身体排出病邪的一种方式，就跟咳嗽、打喷嚏一样。为什么会有残余的病邪留在鼻腔出不去呢？主要还是因为正气不足，身体里的"国防力量"不够强大，有一部分入侵的"敌人"没有被赶出去。孩子得了风寒感冒，伴随有鼻塞、流清鼻涕，可以试试按揉迎香和风池两个穴位。

李大夫医案

推拿迎香、风池穴，调理风寒感冒流鼻涕

邻居家的小男孩乐乐，5 岁，春季得了风寒感冒，起初是流清鼻涕、咳白痰。经过一段时间的调理，咳嗽的症状得到缓解，但一直流清鼻涕。这种情况，用推拿的方法调理效果较好。我给孩子按揉迎香穴和风池穴各 100 次，每天按揉 2 遍，有疏通鼻络、止涕的功效。经过 3 天的推拿调理，孩子流清鼻涕的症状得以缓解。

◉ 按揉迎香

精准定位：鼻翼外缘，鼻唇沟凹陷处。

推拿方法：用两手食指指端分别按揉两侧迎香穴，揉 100 次。

推拿功效：按揉迎香穴可以疏通鼻部经络，促进鼻部血液循环，对治疗流清鼻涕不止的情况，效果特别好。

◉ 按揉风池

精准定位：后发际（颈项上部）两侧凹陷处。

推拿方法：用拇、食二指相对用力拿捏孩子风池穴 100 次。

推拿功效：点按风池穴，调理孩子流涕不止效果佳。

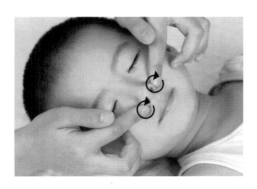

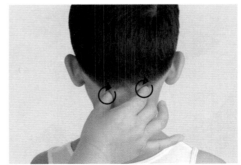

热敷大椎穴，风寒感冒好得快

孩子得了风寒感冒，最重要的是让孩子的身体暖起来，身上的阳气强盛了，寒邪闭塞的经络就会变得通畅起来，这样就能够抵挡寒邪。

◉ "万能的大椎穴"

中医认为，人体躯干的前面属阴，后面属阳。后背正中脊柱的位置是督脉经过的地方，督脉主一身的阳气。脊柱的两侧是足太阳膀胱经经过的地方，这条经脉上有许多能够调理脏腑的腧穴，大椎穴就是其中之一。有人把大椎称作"万能的大椎穴"，虽然有些夸张，但也说明它的作用很神奇。

大椎穴在督脉上，位置很好找，就是低下头颈椎后面最凸起的位置——第7颈椎下面的凹陷处。有的人颈椎附近会看见两个突起，转头的时候，有的突起会动，有的突起不动，会动的这个突起就是第七颈椎的棘突，大椎穴就在它的下方。人体共有7条经脉在大椎穴交汇，手三阳经、足三阳经和督脉。三阳经六条经脉的阳气和督脉的阳气通过大椎穴一起上行到头颈部，所以大椎穴是阳气汇聚的一个点。

◉ 热水袋敷大椎穴，补充阳气、祛除风寒

孩子的肌体比较敏感，用热水袋敷一下大椎穴，就会有明显的效果。可以让孩子坐着低头，或者趴在床上，取一个中号的热水袋，装半袋热水。然后等温度适宜时把热水袋敷在孩子颈后，热敷30分钟。热气就会不断地传递到孩子身上，后背的经络都会温暖起来，这样孩子身体的阳气被调动起来，很快孩子全身都会感觉到温度，接着会微微出汗，寒邪就从身体里被驱赶出去了。热敷的时候一定注意，水温要适宜，不要烫伤孩子的皮肤。如果担心水温高，可以垫一块毛巾放在孩子身上。

这些问题家长最关心

问 如果家中没有热水袋，应该如何热敷？

答 如果家中没有热水袋，也可以用热毛巾热敷。把热水浸泡过的毛巾拧干，敷在大椎穴上，温度以孩子感觉到微烫为宜，热敷20分钟即可。需要注意的是，毛巾的温度降低后，要及时更换热毛巾，因为毛巾保持温热的效果没有热水袋好。

紫苏叶煮水喝，体内寒毒全赶跑

孩子受寒感冒时，鼻涕是像水一样清稀的。一旦发现清鼻涕要迅速温阳气、温经络。这时候，就需要一种能使孩子体内气血循环变好的调理方法。

◉ 紫苏叶，清香美味的驱寒佳品

生活中，我们每天都会接触感冒病毒。如果孩子身体状况差，同时气温又剧烈变化，孩子体内的防御系统就会紊乱，不能立刻戒备、抵御外敌。抵御不了，孩子就会出现发冷、流清鼻涕、打喷嚏等症状。

孩子感冒出现了流清涕症状，发表散寒是首要任务。有一种中药，既芳香味美又有很好的解表散寒功效，这就是紫苏叶。中医认为，紫苏叶性温，味辛，有发表、散寒、理气的作用，可用来调理风寒。

◉ 紫苏叶煮水，抵御外寒来袭

当孩子出现外寒来袭的感冒、流清涕症状时，用紫苏叶、生姜、红糖煮水给孩子饮用，可以抵御外寒侵袭，孩子感冒好得快。紫苏叶性温味辛，可散寒解表、宣肺化痰、行气和胃；生姜、葱白辛温通阳、散寒解表，与紫苏叶合用效用增强；红糖甘温，既可温中散寒，助紫苏叶、生姜发散在表之寒，又可作为调味品，缓解生姜、紫苏叶、葱白的辛辣之味。

紫苏叶水 散寒，暖胃

材料　紫苏叶 5 克，生姜 3 克，葱白 1 根。

调料　红糖 2 克。

做法

❶ 将紫苏叶洗净；生姜洗净，切片；葱白切成 2 小段；红糖取出备用。

❷ 将生姜、紫苏叶、葱白洗净后放入锅中煮沸，放入红糖搅匀即可。

用法　每天早晨饮用 1 次，饮用 3~5 天。

功效　发汗解表、暖胃祛寒。主要用于风寒感冒所致鼻塞流清涕、发热等症。

这些问题 家长最关心

问 孩子不喜欢紫苏叶水的味道，怎么办？

答 孩子不喜欢紫苏叶的味道，可以用紫苏叶水给他泡脚。取紫苏叶 3 克、荆芥 3 克，买回来后放到锅里，倒入 1000 毫升水，盖上锅盖，熬开锅，5 分钟后关火，闷 7~8 分钟后将药汁兑入温水中，给孩子泡脚，泡至孩子身体微微出汗即可。

宝宝肺养好，一生体质好

风热感冒，
疏风清热好得快

风热感冒是怎样一步步侵袭孩子的

　　风热感冒是由外感风热引起的，或者风寒感冒没有得到及时治疗，也会转化成风热感冒。风热感冒看到的是一派热像，比如面红耳赤、咽喉红肿、流黄色的黏稠鼻涕、咳的痰也是黄色的，同时可能伴随高热不退、大汗淋漓等症状。

◉ 孩子风热感冒发展的几个阶段

　　孩子风热感冒分为三个阶段：初期、加重期和恢复期。

　　风热感冒初期，症状一般比较轻，主要表现为咽喉部位不适，多会出现鼻干、鼻腔发热、全身发热且轻微怕冷的症状。

　　风热感冒在初期如果没有得到及时有效地治疗，病情就会进一步发展为加重期，出现头痛、高热不退、鼻咽干燥、口干口渴、咽喉肿痛、咳嗽、心烦等症状。待病情控制后，症状会逐渐减轻，身体会逐渐康复。所以，风热感冒要尽早进行治疗，可以遵医嘱服用健儿清解液，有清热解毒、消滞和胃的功效。服用药物的同时，还可以采用食疗作为辅助调理方式，效果更明显。

◉ 排毒解热是调理风热感冒的关键

　　风热感冒的调理关键，就是要想办法清除侵入孩子体内的风邪以及热毒。也正是因为如此，中医在治疗风热感冒时，会把"排毒解热"作为最为基本的治疗原则。孩子染上风热感冒，如果症状较轻，且精神状态较好，家长就不用急于带孩子前往医院，可以留在家中观察调理，并予以排毒解热的食疗方（如三根汤等）来调养，大多可以好转。

孩子得了风热感冒，
用金银花、菊花、桑叶泡水喝

　　风热与风寒的区别在于一个热字，热邪伤阴，损耗津液，所以风热感冒的孩子容易发热。热则汗，风热感冒会出汗，因为经络没有堵塞，所以不会全身酸痛。风热感冒也会流鼻涕，这时候的鼻涕是黄色且黏稠的，痰也是这样。风热感冒的孩子，通常嗓子会疼，严重的会疼得咽不下口水。

◉ 金银花 + 菊花 + 桑叶，可清热解毒

　　孩子得了风热感冒怎么办？用金银花、菊花、桑叶泡水喝。金银花有清热解毒的功效，对风热感冒造成的嗓子痛效果很好；菊花可以疏风清热；桑叶可疏风解表、凉血清热。用金银花、菊花和桑叶一起泡水喝，有很好的清热解毒、利咽的功效。

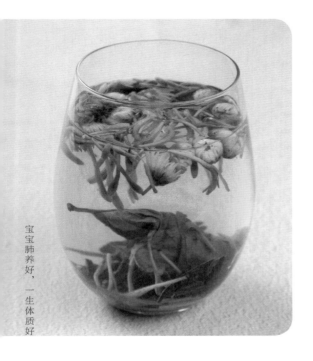

宝宝肺养好，一生体质好

桑叶金菊饮

材料　金银花、菊花、桑叶各 5 克。
调料　冰糖适量。
做法　用开水冲泡 10 分钟，饮用时放
　　　　入冰糖。
用法　代茶频繁饮用。
功效　疏散风热。

风热感冒伴随咳嗽，喝贝母粳米粥

孩子出现风热感冒，多属外感风邪夹杂热毒所致。也就是说孩子在春夏之际，外界风热之邪旺盛之时的感冒，多为风热感冒。孩子得了风热感冒，伴随咳嗽，中医上认为，其调理要旨在于"疏风清热，化痰止咳"。

◉ 贝母 + 粳米，补脾、和胃、清肺

孩子风热咳嗽时，妈妈也可以选择药膳来给孩子做调理。在众多的药膳中，贝母粳米粥就适宜孩子在风热咳嗽时食用。

贝母，是治疗咳嗽最为常见的药材，不仅中医认为它对治热痰咳嗽、外感咳嗽、阴虚咳嗽、痰少咽燥、咯痰黄稠等效果良好，现代药理研究中也证明，其有止咳、降压、升高血糖等作用。我们熟知的治咳嗽的中成药，秋梨膏、川贝枇杷露等，主要的成分就是贝母。

搭配粳米，将其煮成粥后，具有补脾、和胃、清肺的功效。

不过，要提醒注意的是，市场上的贝母分为川贝母、浙贝母和土贝母 3 大类。如果给孩子食用，最好选川贝母或浙贝母。

贝母粳米粥 清热止咳

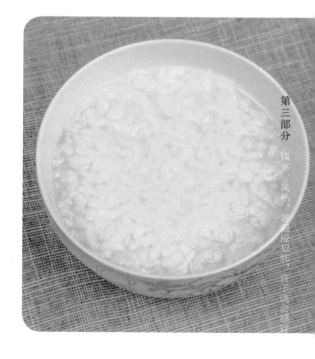

材料 贝母粉 10 克，北粳米 50 克。

调料 冰糖适量。

做法 用北粳米、冰糖煮粥，待米开花汤未稠时，调入贝母粉，改文火再煮 2 分钟左右即可。

用法 早晨或晚间服用，每日 1 次，一周 3~5 次。

功效 清热止咳，适用于风热咳嗽。

风热感冒伴随发热，三豆饮辛凉解表

经常有家长问我，如果孩子得了风热感冒，有没有什么好的食疗方法呢？有智慧的家长会选择在孩子生病时，尽量用食疗的方法调理孩子的身体，让孩子少吃药、快点好。夏天的时候，当孩子有了热证，不妨试试三豆饮。

李大夫医案

三豆饮，调理孩子发热见效快

有一个 4 岁的小女孩媛媛，得了风热感冒，发热 38℃，流黄色浊涕。家长带着孩子到某医院接受了抗生素治疗，但是并不见效。我觉得应该通过清热解毒的方式调理孩子的发热症状，我告诉家长给孩子做三豆饮喝：将适量的黄豆、绿豆、赤小豆放入水中煮沸，然后饮用，每天早晚让孩子各喝 1 次，有祛风热、解毒的功效。经过 3 天调理，孩子感冒症状明显减轻了。

三豆饮 清暑热，利小便

材料 黄豆、绿豆、赤小豆各 250 克。

调料 白糖适量。

做法

❶ 黄豆、绿豆、赤小豆洗净，浸泡 1 天。

❷ 将泡好的豆子混合磨成浆，加适量水煮沸，加白糖调味即可。

用法 每天饮用 2 次，早晚温热服用（量根据孩子的情况来决定）。

功效 绿豆有清暑热的作用；赤小豆可利小便，可将外邪往外导；再配上健脾的黄豆，调理脾胃之气，三者搭配服用，清暑热、利小便，对缓解夏天热证有辅助作用。

专家提醒

夏天孩子感冒引起的疙瘩、舌头红，金银花露是不错的选择

夏天孩子感冒引发疙瘩、舌头红时，可以喝点金银花露来解外感过后的热毒。金银花露是用金银花蒸馏而成的，药性平和，能清热解毒，对夏天孩子感冒引起的各种疙瘩，效果非常好。需要提醒的是，金银花露喝一两天后，毒解了就可以停，不宜多喝。

嗓子疼痛，喝金银花竹叶水快速止痛

孩子风热感冒以后，典型表现之一就是嗓子疼痛，这也是和风寒感冒相鉴别的一个要点。

◉ 咽痛是风热上扰咽喉所致

中医认为，咽喉是肺胃的门户，风热病邪上扰咽喉，就会导致咽喉红肿疼痛，说话或者吞咽东西时很明显。有些很小的孩子不会表达自己的感受，家长通过观察会发现孩子不肯吃奶，声音嘶哑，这都是孩子发热后嗓子疼痛造成的。针对这种情况，可以给孩子喝金银花竹叶水。

◉ 金银花 + 竹叶，滋阴清热、生津利尿

金银花有清肺热、解毒的功效；竹叶性寒味甘淡，有清心火的作用，还能生津利尿，可以用来调理热病烦渴、小便短赤、口舌生疮等症。用金银花和竹叶一起泡水，清热、解渴、生津的功效更好。

金银花竹叶水 清心解暑

材料　金银花、竹叶各 5 克。

做法　将金银花、竹叶两种材料用 1000 毫升沸水泡开即可。

用法　放入一块冰糖，口感会更好，孩子更容易接受。

功效　清肺火、润燥。

温馨小提示　南方的夏天特别潮热，暑热之气很重，容易让人感到烦闷，这时候可以泡一些竹叶水给孩子喝，味道清香可口，有很好的清心解暑功效。

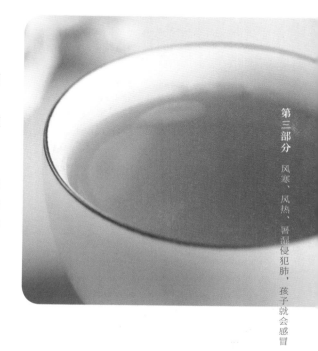

适量喝点荸荠水，清肺透热防感冒

中医讲孩子是"纯阳之体"，纯阳的意思是说小儿生长发育快，生机蓬勃，阳气处于相对优势的地位，所以比成人更容易患热病。孩子感冒以后，化热的情况也很常见。比如说同样是感冒，成人感冒以后高热的情况就比孩子少得多。

◉ 孩子为什么会出现肺热

孩子刚开始感冒时有风寒或者风热，如果没及时控制，一两天内很快就会出现眼睛分泌物多（眼屎多）、吐黄痰、口臭、大便干燥、舌尖口唇发红等，这些都很可能是入肺化热的症状。有的孩子平时饮食不注意，本来就有积食情况，食积化热，再加上身体里面热重，遇到外感后，更容易出现肺热。

出现肺热说明孩子体内火热已形成，这时需要帮助孩子清泄肺热，避免给孩子吃生热的东西，如炸鸡、炸薯条等炸烤食品要少吃。可以给孩子吃清淡但营养丰富容易消化的食物，再配以荸荠水，清肺透热的效果很好。

◉ 荸荠可降火消炎、生津止渴

荸荠也叫马蹄，性偏凉，有降火消炎、生津止渴、润燥滑肠的作用。用荸荠煮水喝，在呼吸道疾病高发的冬春季节，适量吃荸荠可以在一定程度上预防发热。

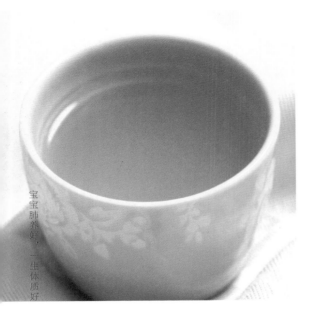

荸荠水 清热降火

材料 荸荠 5 个。

做法

① 将荸荠去皮洗净，切成小块。

② 锅内倒入清水，加荸荠块，大火煮沸，转中火再煮 10 分钟即可。

用法 放温饮用，可直接给孩子当水喝。

功效 清热降火，生津止渴。

宝宝肺养好，一生体质好

58

清天河水、揉大椎、拿风池，疏风清热治感冒

孩子在正气虚的同时感受了风热邪气，就容易出现风热发热。推拿可起到祛风散热的作用，家长给孩子做做有很好的退热效果。

◉ 清天河水

精准定位： 前臂正中，总筋至曲泽（腕横纹至肘横纹）成一直线。

推拿方法： 用食指、中指二指指腹自腕向肘推 100 次。

推拿功效： 清热解表，泻火除烦。对调理孩子风热发热等有效。

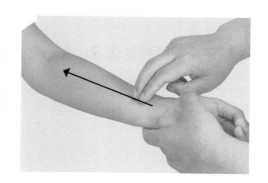

◉ 揉大椎

精准定位： 后背正中线上，位于第七颈椎与第一胸椎棘突之间（低头，颈后隆起最高点下方凹陷处）。

推拿方法： 用拇指揉大椎 100 次。

推拿功效： 清热解表。主治孩子外感发热。

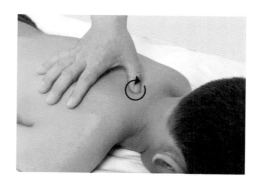

◉ 拿风池

精准定位： 后发际（颈项上部）两侧凹陷处。

推拿方法： 用拇指、食指二指相对用力拿捏孩子风池穴 3 分钟。

推拿功效： 促使孩子发汗，汗一出症状就会减轻。

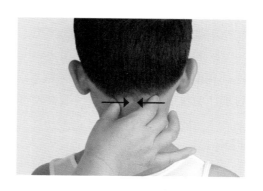

寒热夹杂，用小柴胡颗粒散寒清热

许多家长向我反映，虽然看到很多书上提到感冒分寒和热，但是每当孩子病了，自己对着书一条条去观察，还是很难判断孩子到底是属寒还是属热。比如说孩子发热，可能早上发热还比较低，下午睡完午觉又升到很高，或者白天不高晚上高，家长这时候会觉得很困惑，不知道该怎样处理为好。

◎ 孩子感冒的特殊情况：寒热夹杂

其实，孩子的感冒除了寒热分明，还有一种特殊情况就是寒热夹杂。东汉末年的医圣张仲景在《伤寒论》里提到过"邪在半表半里，症见往来寒热"的情况。

有的孩子刚开始因寒邪而病，但是在感冒的初期，错过治疗时机，没有及时控制住，那么本来在体表的寒邪就可能往里走，但并没有完全渗入身体内部，侵入在半表半里，停留在少阳经，就是太阳经和阳明经表里之间。

这个时候，病邪与身体的正气相争，如果我们的前线部队胜利了，敌人就会被赶退回体表，过了一会儿，敌人那边的势力又增强了，再次往里侵犯。这样不停地反复，孩子就会出现发热和怕冷交替出现的情形，可能孩子中午还觉得热，到了下午就开始怕冷。

如果孩子发热又恶心呕吐，发热以后觉得口渴，但给他水喝，经常是喝一小口就觉得喝够了，这些情况都说明孩子是寒热夹杂，可以用小柴胡颗粒，这个方子对孩子感冒寒热错杂的情况效果很好。

◎ 小柴胡颗粒——医圣张仲景的方子

小柴胡颗粒中，有清热的药，也有散寒的药。其中柴胡是散寒的，性质升散，能透泻少阳之邪，还能疏泄气机郁滞，使位于半表半里的邪气得到疏散。黄芩是苦寒清热的，能清泄少阳半表半里之热。柴胡和黄芩是中医方剂里经典的配伍，许多中药方里面都用柴胡、黄芩作为基本组成。另外，半夏、生姜能和胃止呕，党参、红枣、炙甘草用来益气健脾、兼补胃气。

暑湿感冒，
多是夏天吹空调惹的祸

孩子为什么会得暑湿感冒

夏天天气炎热，降雨频繁又会导致天气闷热而潮湿，许多孩子又总是长时间待在空调屋吹冷风，这时候湿气、暑热与冷风三邪同时作用于人体，孩子就会患上暑湿感冒。

孩子得了暑湿感冒，关键是解表祛湿

6岁的晨晨由于长时间待在空调房里出现畏寒发热、口干舌燥、喉咙疼痛的症状，晨晨妈以为给她喝感冒灵颗粒就没事了，但是晨晨的症状不但没有缓解，而且在大量出汗后出现了上吐下泻的症状，晨晨妈急忙带她到医院找我，最后我诊断她是患了暑湿感冒。

我给晨晨开了以藿香正气散为基础方加减的解暑祛湿的中药颗粒，其含有的藿香、紫苏、白芷有解表祛湿的功效，3天之后，晨晨的不适症状就缓解了很多。

● 孩子暑湿感冒常有哪些症状

暑湿感冒多有发热，午后热度明显增高，汗出热不退、鼻塞、鼻涕黏稠，伴有上吐下泻、头昏重胀痛、身重疲惫、心烦口渴、胸闷及恶心等症状。由于暑湿感冒会有腹泻、呕吐等症状，所以西医称之为"胃肠型感冒"。

● 暑湿感冒易被误诊为急性肠胃炎

暑湿感冒和普通感冒症状不完全一样，其主要不同在于患上暑湿感冒时一般会有发热、身热不扬、午后热甚、大量出汗后仍不退烧，同时伴有呕吐、腹泻等胃肠道症状。

患上暑湿感冒会呕吐、腹泻，导致许多孩子家长以为孩子患的是感染病毒或细菌引发的急性肠胃炎，而忽略了是由于湿气引发的暑湿感冒，《黄帝内经·素问》中讲"湿盛则濡泻"，意思是人体内湿气偏盛会使脾的运化水液功能失调，出现腹泻症状。所以当孩子出现腹泻症状时，家长一定要注意是否有暑湿感冒的其他症状，不要与肠胃炎混淆，拖延了孩子的治疗时间。

◉ 提高免疫力可预防暑湿感冒

《黄帝内经·素问·刺法论》说"正气存内，邪不可干"，意思就是人体内有正气，邪气就不会侵入人体导致疾病。中医指的正气是人体的防御、抵抗和再生的功能，与邪气对应。正气其实就是西医经常讲的免疫力，孩子免疫力提高了，就可以抵御寒湿热等邪气，预防暑湿感冒。

因此，家长平时要做到以下5点，预防孩子患上暑湿感冒：

1. 注意多喝温开水，补充水分，炎热天气外出要注意防晒。
2. 劳逸结合，避免过度劳累，保证充足的睡眠，以防孩子免疫力下降。
3. 平时要避开潮湿环境，做好除湿工作，保持居住环境通风换气，注意保暖。
4. 饮食清淡，不要吃油腻及辛辣刺激性食物。
5. 尽量避免孩子长时间待在空调环境中，以免受寒。

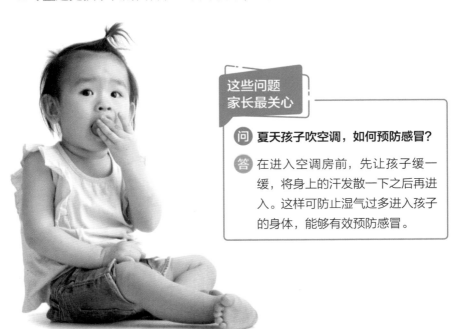

这些问题
家长最关心

问 夏天孩子吹空调，如何预防感冒？

答 在进入空调房前，先让孩子缓一缓，将身上的汗发散一下之后再进入。这样可防止湿气过多进入孩子的身体，能够有效预防感冒。

荷叶 + 冬瓜，消暑化湿好伴侣

孩子夏季多发的暑湿感冒，也叫胃肠型感冒，表现症状为高热无汗、胸闷、食欲缺乏、呕吐、腹泻、舌苔厚或黄腻。孩子被暑湿感冒盯上后，喝荷叶冬瓜粥效果好。

荷叶消暑，冬瓜健脾

中医认为，荷叶有清凉解暑、止渴生津的功效，可以清火解热；冬瓜可健脾生津、利水止渴。荷叶和冬瓜一起熬粥食用，有健脾祛湿、消暑的作用，可以调理小儿暑湿感冒。

暑湿感冒，不要用葱姜红糖水

暑湿感冒是夏天特有的病症。我们用平时在秋冬季节患感冒用到的葱、姜、红糖来熬汤喝是不可取的，因为这三样对风寒感冒有效，对暑湿感冒就是火上浇油了。姜、葱都是辛温食物，能发汗，然而暑湿感冒在调理上应以消暑解表化湿为原则。所以，不能食用这些助长热势的食物。

荷叶冬瓜粥 清热解暑

材料 冬瓜 250 克，大米 30 克，干荷叶 10 克。

调料 白糖 5 克。

做法

1. 干荷叶洗净后切粗丝，加水煎汤，过滤取汁。
2. 冬瓜去皮除子，切小块。
3. 砂锅内加水，烧开，加入大米、冬瓜块，待粥煮至黏稠时，加入荷叶汁和白糖即可。

用法 早晚服用。

功效 冬瓜清热生津、利水止渴；干荷叶清热解暑。此粥适用于暑湿感冒。

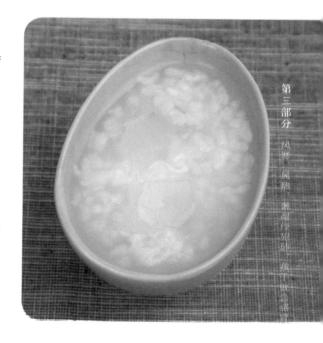

绿豆汤，祛湿解暑有良效

暑湿感冒是因夏季天热，人体需要依靠汗孔排汗散热，这时候如果受凉，身体的热量和汗液不能及时排出，就会造成全身困重的表现，所以治疗的重点在化湿，也就是排出身体存积的湿气。

● 绿豆，祛湿解暑的良药

绿豆具有较高的营养与保健价值，被誉为"食中要物""济世良谷""清热解暑良药"。中医认为，食用绿豆可以清热解毒、解暑除烦，防治暑湿感冒。在炎热的夏季，可以将绿豆煮成汤服用，效果会更好。

专家提醒

夏季应多吃健脾养胃、化湿除邪的食物

中医认为，长夏养生重在防湿。长夏是指夏末秋初，大概就是对应三伏天。为了防止湿邪侵袭人体，夏天应多吃能够除湿的食物。比如薏米水、绿豆粥、红豆粥、荷叶粥等都具有很好的清热利湿作用。

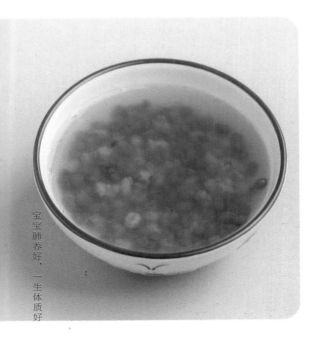

绿豆汤 清肝火，养脾胃

材料 绿豆 100 克。

调料 冰糖 10 克。

做法

① 把绿豆清洗干净，用水浸泡 30 分钟。

② 锅里倒入适量水，将绿豆放入水中熬煮至绿豆裂开，放入冰糖，煮化即可。

用法 每天饮用 1 次。

功效 清肝火，养脾胃。

宝宝肺养好，一生体质好

鲫鱼冬瓜汤，解暑湿好帮手

夏季，人体以脾当令，而脾在运化水湿的过程中恰恰易受到湿邪侵犯致病。所以，孩子饮食要顺应长夏季节与人体特点，吃健脾利水除湿的食物，预防夏季多发的暑湿感冒，其中鲫鱼冬瓜汤就是不错的选择。

◉ 鲫鱼搭配冬瓜，健脾利水防感冒

鲫鱼味道鲜美、肉质细嫩，具有温胃进食、除湿的功效。鲫鱼对孩子脾胃虚弱、厌食、腹泻等有很好的预防作用。鲫鱼所含蛋白质为优质蛋白质，容易被人体消化吸收。先天不足、体虚瘦弱的孩子，经常吃鲫鱼有益于身体健康。

另外，鲫鱼还有健脑益智的作用。冬瓜性微寒，味甘，有清热解毒、清胃降火的功效。鲫鱼与冬瓜搭配，很适合孩子夏季健脾祛湿、防感冒。

鲫鱼冬瓜汤 健脾利湿，防感冒

材料 鲫鱼 300 克，冬瓜 150 克。

调料 盐、葱段、姜片、香菜末各适量。

做法

① 鲫鱼去鳞、鳃和内脏，洗净，控水；冬瓜去皮除子，洗净，切成薄片。

② 油烧热，先下葱段、姜片，待爆出香味时，放入鲫鱼煎至两面黄时，加盐后加 3 大碗凉水煮沸。

③ 盛入砂锅内，加冬瓜片，小火慢煨约 1 小时，至鱼汤呈奶白色，放入香菜末即可。

用法 佐餐食用，食鱼肉、喝鱼汤。

功效 健脾利湿，暖胃，预防感冒。

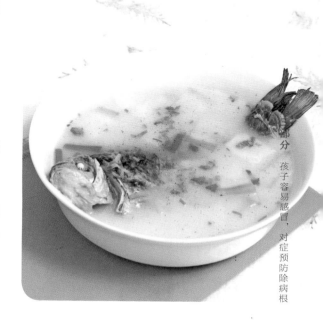

部分　孩子容易感冒，对症预防除病根

清脾经、揉膻中、揉天枢，暑湿感冒手到病除

小儿推拿，对调理孩子暑湿感冒有很好的效果，以健脾和胃、祛湿为主。

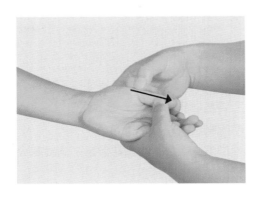

◉ 清脾经

精准定位： 拇指桡侧缘指尖到指根成一直线。

推拿方法： 用拇指指腹从孩子拇指根向指尖方向直推脾经 100 次。

推拿功效： 清热利湿，化痰止咳。

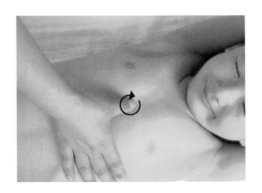

◉ 揉膻中

精准定位： 两乳头连线的中点。

推拿方法： 用拇指指腹在孩子膻中部位按揉 100 次。

推拿功效： 理气和中，化痰止逆。

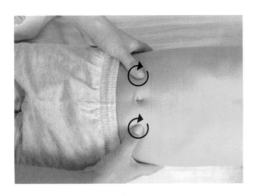

◉ 揉天枢

精准定位： 肚脐旁开两寸，左右各一穴。

推拿方法： 用两手拇指指腹揉双侧天枢穴 100 次。

推拿功效： 疏调大肠，理气助消化。

被流感盯上，怎么调理见效快

中医将流感称之为"时行病""疫病"。调治流感多是从内、外两方面着手。内是提升身体正气，提高免疫力，增强对疾病的抵抗力；外是用清热解毒、散寒化湿等方法，以祛除外邪。

孩子得了流感，有哪些典型症状

流感典型的临床症状是：急起高热、全身疼痛、显著乏力和轻度呼吸道症状。流感具有发病急，病情重（急起高热，多在 39℃ 以上，且反复不退），传染性强，传播速度快，全身症状如肌肉酸痛、头痛、腹痛、咽喉红肿疼痛等明显。多数有 2~4 天的潜伏期。

菊花、蒲公英、芦根煎服，调理流感效果好

菊花有良好的清热解毒功效。蒲公英可以清热解毒、消肿散结，常用于调理热毒壅盛引起的咽喉肿痛等。芦根性味甘寒，能够清热泻火、生津止渴、利尿。诸药合用一起煎服，能够起到调理流感的目的。

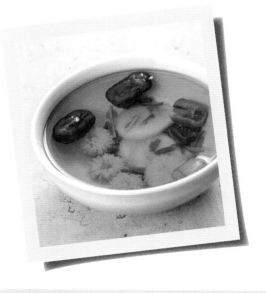

菊花蒲公英芦根饮

材料　菊花、蒲公英、芦根各 10 克，红枣 2 枚。

调料　生姜 5 克。

做法　将诸药放在一起，水煎 20 分钟。

用法　内服，每天服用 1 次，每周服 2~3 次。

功效　清热解毒，生津止渴。

绕开孩子感冒常见误区

误区 1
孩子感冒了赶紧用被子捂着，出出汗就好了

孩子感冒了，家长一定要弄清楚是哪种类型的感冒，不是所有的感冒捂汗就能好。表解汗出，汗出了感冒就好了，这只是对风寒感冒起作用。如果孩子得了风热感冒，本来就有汗，而且身上热乎乎的，还要把孩子捂出一身汗，岂不加剧症状吗？

孩子感冒了，胃口不好，看着心疼，不好好吃饭怎么办呢？于是绞尽脑汁给孩子做好吃的，比如各种补品、高汤，结果感冒反而严重了或者迟迟不愈。感冒的时候身体正气与邪气正在掐架，没有胃口是正常的。这时候，家长只要给孩子喝一碗米粥或者面汤即可，因为粥、汤比较好消化。感冒的时候我们要帮助孩子把病邪赶出体外，而补品都是固表的，吃补品相当于闭门留寇，是不可取的。

误区 2
感冒了，给孩子吃点好的，这样感冒好得快

误区 3
孩子感冒了，多喝水多排毒，自然会好

感冒了多喝点水，特别适用于风热感冒，但喝水是治不好感冒的。如果孩子得了风寒感冒，加上身体湿气很重，会出现风寒挟湿的症状，如果再一个劲儿地补水，就很有可能出现上吐下泻的症状。所以，盲目补水是不科学的。

第四部分

孩子咳嗽多跟
肺虚有关，肺
强大咳喘少

孩子容易咳嗽，
多因肺气不足导致

咳因虽多，肺气虚弱是病根

感冒是儿科发病率最高的疾病，咳嗽通常是持续时间比较长的症状。临床上时常听家长们抱怨，孩子咳嗽了好长时间都不见好。有些孩子，可能一开始生病是因为感冒，时间长了，最初头痛、发热、流鼻涕的症状消失了，就剩下咳嗽，久治不愈。

李大夫
医案

经久不愈的咳嗽，多因肺阴虚

有一个7岁的小女孩，因为咳嗽久治不愈，她母亲带她来找我调理。孩子起初只是有点感冒，其他症状好了，就剩下咳嗽总也不好。表现症状是嗓子痒、口干、老咳嗽，小便黄，喝水少。我给孩子切脉做了诊断，原来是肺阴不足引起的。因为孩子平时喝水少，就容易上火，肺脏得不到滋润就会受损伤，从而导致老咳嗽。调理肺阴虚久咳，应该滋阴润肺。我让孩子适量服用养阴清肺膏（每次服5毫升，每日2次）。经过调理，孩子的咳嗽得到了控制。

◉ 咳因虽多，肺气虚弱是病根

引起咳嗽的原因有许多，但病位在肺。因为孩子身体稚嫩，抵抗力差，容易被外邪侵犯。肺脏尤其娇嫩，特别容易被外邪伤害，所以小儿咳嗽，初期多为外感咳嗽。风寒、风热之邪从口鼻侵入肺脏，肺失宣降，肺气上逆，就会引发咳嗽。有些孩子平时体质较差，肺气虚弱，就比别的孩子更容易咳嗽，而且咳嗽的时间长。

◉ 咳嗽可分为寒咳和热咳

因为外邪有寒热之分，所以咳嗽也分为寒咳和热咳，而且寒咳、热咳之间还会相互转化。孩子外感风寒感冒，出现咳嗽，这时是寒咳，但孩子是纯阳之体，寒咳只是暂时的，很快会化热入里，痰热蕴肺，变成经久难愈的热咳。

长时间慢性咳嗽多为内因导致。那种感冒后迁延不愈的咳嗽，多是肺阴虚所致。肺阴虚就好像有人找了柴，点了把火，烤着肺，它本来应该是很湿润的，现在不够湿润了，所以就干咳。

肺气不足，孩子手上有"特效药"

如果孩子肺气虚弱，身体防卫外邪的能力下降，就容易引起气短乏力、容易出汗、容易咳嗽等问题。所以，补养好孩子的肺气很重要。给孩子补肺气，孩子手上就有"特效药"。按按捏捏，就能让孩子肺气充足。

● 补肺经

精准定位： 无名指掌面指尖到指根成一直线。

推拿方法： 用拇指指腹从孩子无名指指尖向指根方向直推肺经 300 次。

推拿功效： 补肺益气，防治咳嗽。

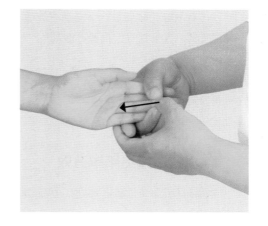

● 补脾经

精准定位： 拇指桡侧缘指尖到指根成一直线。

推拿方法： 用拇指指腹从孩子拇指尖向指根方向直推 300 次。

推拿功效： 强健脾胃，增强体质。

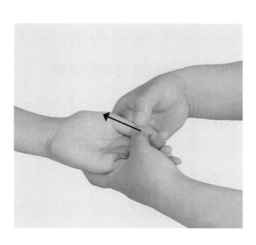

不要孩子一咳嗽就给他喝梨水

有的家长发现孩子咳嗽，就给孩子喝梨水止咳。但常常有的时候却是适得其反，不但没有效果，而且会使咳嗽变得严重。这是怎么回事呢？

李大夫医案

为什么给孩子煮梨水止咳嗽，效果反而不好

有一次，一位家长带孩子来看病时说："李大夫，孩子咳嗽，我煮了点梨水，还加了点冰糖。他都喝了一整天，怎么也不见好，反而还有些加重，这是怎么回事呢？"

那时候刚入冬，风很凉，家长说昨天孩子穿少了，今天就怕冷、咳嗽、流清鼻涕，还有点轻微的发热，全身都不舒适。说着，孩子就咳出一口痰，和唾液差不多，又清又稀。看到这里，我就告诉家长，喝梨水是不对的，不要再给孩子喝了，否则咳嗽会越来越重。

我让她回去后给孩子多喝点热的姜糖水，发发汗就会好，也不用再吃药。家长按照我说的去做，孩子的咳嗽很快就好了。

喝梨水只对风热咳嗽有效

中医有句话叫"寒者热之，热者寒之"，意思就是说着凉了应该发发汗，伤热了应该清清热。梨本来不是凉性的水果，但它能清热、化痰、生津、润燥，所以用它来治风寒咳嗽不但不管事，还会雪上加霜，使咳嗽加重。上面案例中这个孩子得的是风寒咳嗽，流清鼻涕、怕冷等都是风寒的症状。这种情况喝梨水就不对。

如何辨清孩子是哪种咳嗽

风热咳嗽和风寒咳嗽有很大的区别，风寒咳嗽流的是清鼻涕，而风热咳嗽流的是脓鼻涕，有时候甚至是没有鼻涕，鼻子还很干。伤寒了，人会面色惨白。伤热了，则是满脸通红。还有最主要的一点，风热咳嗽咳出来的痰不是清稀的，而是腥味很重的黄稠痰。

专家提醒

上药店给孩子买止咳药，一定要分清楚症状再买

现在，药店里有许多止咳药，有些家长看到孩子咳嗽，贪图方便就去药店买些回来给孩子吃。其实，这些药也分治风寒咳嗽和风热咳嗽的，您买的时候一定要看清楚，不要冷热不分，就拿来给孩子止咳。

外感咳嗽，风邪是主要诱因

外感咳嗽，该不该马上止咳

中医认为，咳嗽并不是一种单纯的症状，它的病因很多，证型也划分得很细。古语说"五脏六腑皆令人咳"。孩子是"纯阳之体"，体质"稚阴稚阳"，咳嗽的原因一般都是由外邪入侵肺部引起的。

◉ 盲目服用止咳药，只能是治标不治本

外邪袭肺，咳嗽是人体的自我保护反应，它作为"冲锋部队"与"外敌"进行激烈战斗，想把"敌人"击退。当呼吸道有痰液时，咳嗽可以将痰排出去。所以，如果听到孩子稍微有些咳嗽，就马上给孩子吃止咳药，可能会暂时止咳，但因为止咳药抑制了咳嗽反射，使得痰液无法及时排出，堵塞呼吸道，很容易导致感染。同时，外来的邪气没被彻底赶出去，而是停留在肺中，治标不治本，一段时间后咳嗽还会再犯。

◉ 调理咳嗽，透邪是主要手段

调理咳嗽，最根本的解决方法是找到孩子咳嗽的病因，有针对性地调理，不能单纯止咳。既然咳嗽是由外邪引起的，就要想法将外邪逼出去。调理咳嗽，可以给孩子喝芥菜粥，有透邪外出、宣肺化痰的功效。

芥菜粥 `散寒解表，宣肺理气`

材料 芥菜、大米各 100 克。

调料 盐 2 克。

做法

① 将芥菜洗净，切细备用；大米洗净。

② 锅内加适量清水烧开，将米下入锅中熬煮，待煮至粥熟时，调入芥菜和盐，再煮沸即可服用。

用法 晚餐服用。

功效 宣肺化痰，温中健脾，散寒解表。

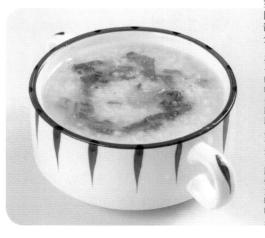

风寒咳嗽症状杂，分清阶段是关键

孩子得了风寒咳嗽，通常分为三个阶段。每个阶段症状不同，调理也各有侧重。

1 阶段 ＞ 风寒咳嗽的第一阶段是身体被寒邪入侵，这时候寒气还停留在孩子的体表。这时候发作的咳嗽和风寒感冒几乎都是寒气袭肺造成的。但第一阶段不会太长，一般在2~3天。

2 阶段 ＞ 如果这时候体表的"先头部队"抵抗失败，没有控制住寒邪，那么寒气就会透过皮毛直入体内，身体内部的"作战部队"会继续防御作战，体内便会出现热象。交战程度越激烈，热证越明显。这样就形成了外寒里热的态势，也就是第二阶段。

这时孩子除了觉得口渴想喝水，痰和鼻涕也逐渐从清稀白色转为黏稠黄色。有时还会觉得嗓子发痒，虽然身体有点怕冷，但鼻子里面却热得难受，呼出的也都是热气。如果内热严重，还可能会发热，这说明侵入身体内部的邪气正与体内的正气激烈地交火。

3 阶段 ＞ 发展到第三阶段，就是表里俱热的阶段，这时候已是通体热证，正邪交战进入胶着状态，这是病情最严重的时候。孩子会发高烧，咳出的痰大多是一块一块黄绿色的，有时还带有血丝。

◉ 不同阶段的风寒咳嗽如何应对

前两个阶段，咳嗽的声音仅限于咽喉部，而此时能够明显听出，孩子的咳嗽是从肺里传出来的，很深很沉。一阵严重的咳嗽，孩子会觉得胸腔被震得很疼，喘不上气来。一旦进入这个阶段，家长就要马上带孩子去医院看病，不能继续给孩子用药，否则可能造成严重的后果。

宝宝肺养好，一生体质好

咳嗽到了最后阶段，症状和第一阶段有些相似。这时候，药物和机体自身的抵抗力协同合作，共同击退外敌，把寒邪又逼回体表。热证消失后，鼻涕和痰都明显减少，并且从黄色变成白色，咳嗽也时有时无。

有的家长看见孩子基本好了，只剩下一点鼻音，就觉得不用再吃药，让孩子自己恢复就可以了。其实不然，这个阶段虽然离彻底清除寒邪不远，但如果就此放任不管，很可能会把剩余的寒邪留在体表，孩子会在以后很长一段时间内，咳嗽总是断断续续，不能去根儿。其实，这时只要用一些辛温解表的药物，把残留的外邪发散出去，咳嗽就会痊愈。

治风寒咳嗽，用生姜红糖水散寒宣肺

调理孩子咳嗽，一定要分清风寒和风热再用药。如果治疗方法错误，只能适得其反。"寒为百病之始"，咳嗽也是这样，初期也多因外感风寒。如果不小心吹风着凉，天气忽冷忽热，或过食冷饮，出汗后受风，夜晚踢被子，都会导致受寒。

◉ 风寒咳嗽的典型症状

孩子鼻涕如水样，痰色白，身体寒冷，比如手脚冰凉，身体怕冷，稍微受凉就咳个不停。这时候，寒邪还停留在体表，调理起来比较简单。

◉ 治风寒咳嗽，生姜红糖水效果好

孩子刚刚得了风寒咳嗽，寒邪还在体表停留，调理起来会很简单，用生姜加红糖煮水就可以。

中医认为，生姜可散寒解表；红糖有化瘀生津、散寒活血的功效。生姜、红糖一起煮水饮用，可以祛寒止咳。

生姜红糖水 祛风寒，止咳嗽

材料 生姜 10 克。

调料 红糖 5 克。

做法

① 生姜去皮洗净，切丝。

② 锅中加入一大碗水，放入姜丝，煮开后放入红糖，搅拌均匀，大火煮2 分钟，即可饮用。

用法 每天 1 次。

功效 适用于风寒咳嗽。

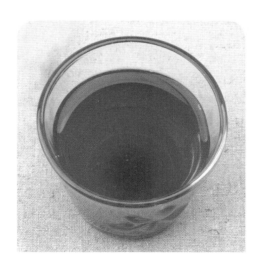

感冒将愈时的寒咳，烤橘子给孩子吃

孩子感冒快好时仍咳白痰，主要是因为孩子脾胃阳气不足，以致无法清除体内残余的寒邪。这时可以用吃烤橘子的方法来调理。

● 吃烤橘子，散寒效果好

吃烤橘子为什么会有散寒效果呢？中医把橘子的皮分成两种中药，带里面白色橘络的是陈皮，有和中理气、化痰止咳的作用；把里面白色的橘络刮掉，烘干，就叫橘红，橘红辛、苦、温，归脾、肺经，能够散寒、利气、燥湿，用于风寒咳嗽，喉痒痰多等情况。橘红对外感风寒导致的咳嗽效果较好。

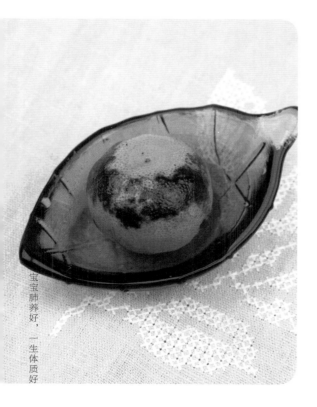

宝宝肺养好，一生体质好

烤橘子 散寒，止咳嗽

材料 橘子 1 个。

做法

❶ 给橘子插两根筷子，准备拿它上火烤。

❷ 开中小火，橘子和炉火保持 10 厘米的高度，开始烤橘子，烤的时候要不停地转动橘子，使每一面都受热均匀。

❸ 烤至表面微焦，稍作冷却，趁着温热剥开橘皮吃掉。

用法 让孩子吃里面的橘子肉。每次吃 1 个，一天吃 2 次，或者根据孩子的年龄和胃口来决定。

注意 ①橘子皮的颜色变黑就可以了，不要烧成炭。②除了感冒后残余的咳嗽，对刚刚被寒风呛到后开始咳嗽的孩子，也有良好的效果。

风热咳嗽初期，蜂蜜丝瓜茶效果佳

孩子风热咳嗽初期，最常见的症状是咳白痰变成黄痰，而且有沉闷的咳嗽声。这个阶段给孩子清泄肺热比较重要。

李大夫医案

丝瓜花蜜茶，调理风热咳嗽效果好

有一个 6 岁的女孩晶晶，起初感冒咳白痰，家长没在意。过了一两天，孩子开始咳黄痰，咳嗽声也变得逐渐沉闷起来。经过诊断，我觉得这是风热咳嗽的初期症状。于是，建议家长给晶晶煮丝瓜花蜜茶喝，这款茶饮有清热润肺、止咳嗽的功效。晶晶每天早晚各喝 1 剂，3 天后症状明显改善。

◉ 丝瓜花 + 蜂蜜，清热润肺止咳嗽

丝瓜花味甘性凉，归肺、胃、肝经，有清热化痰、凉血解毒、通经活络的功效，可以调理孩子因肺热引起的风热咳嗽；蜂蜜性平，味甘，归肺、脾、大肠经，有润肺止咳、润肠通便的功效。

丝瓜花蜜茶 清热，止咳，化痰

材料 丝瓜花 10 克。

调料 蜂蜜适量。

做法

① 将鲜丝瓜花洗净后晾干，放在茶杯中，用开水冲泡，上盖闷泡 20 分钟左右。

② 倒入适量蜂蜜，搅拌均匀即可饮用。

用法 每天早晚各 1 次，饮用 3~5 天。

功效 清热生津，止咳化痰。

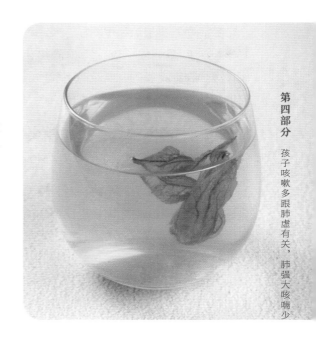

芦根雪梨汤，疏风清热止咳嗽

风热咳嗽是由于风热袭肺，肺的清肃功能受损，肺气上逆导致的咳嗽。风热其实也属于外感的一种。肺卫受邪，卫气一定会与邪气抗争，卫气可以理解为身体里的正气、阳气，正邪斗争得越厉害，发热就会越明显，所以得了风热咳嗽的孩子，除了觉得微微恶寒，还会感觉身上发热。

● 肺热重，应帮助孩子宣肺解表

风热侵入身体里是会移动的，风邪夹热也是如此。风热上扰，走到咽喉，会把咽喉的津液消耗掉，化生出黄色的浓痰，同时会出现口干、嗓子疼等症状。肺开窍于鼻，风热蔓延到鼻窍，鼻窍通气不利，进而鼻塞。热邪灼烧津液，所以流的鼻涕也是黏稠的。

肺热重的孩子热象很明显，痰黏不好咳出，口渴咽痛，应该着重清热化痰；风热表证严重的，要及时用疏风散邪的药物，帮助孩子宣肺解表。

● 芦根＋雪梨＋马蹄，疏风清热、止咳嗽

芦根是春夏常见的清热材料，性寒味甘，既能清热又能生津，因此经常用于宣透肺热。芦根体轻中空，宣上窍又可通下窍。中医认为芦根"清泻肺热，兼能利尿，可导热毒从小便出"，虽寒凉却不伤正气，因此这种生津之品对于秋燥夹热是很适合的。雪梨和马蹄是秋天常用的润燥食材，雪梨润肺、止咳、消痰，马蹄清热止咳、利湿化痰，和芦根合用可缓解秋燥伤津引起的口渴、干咳、咽喉疼痛、声音嘶哑症状。

芦根雪梨汤 清热生津，止咳嗽

材料 芦根 10 克，雪梨 1 个，马蹄 1 个，瘦肉 100 克。

调料 盐适量。

做法

1. 雪梨、马蹄削皮后切成小块备用。
2. 瘦肉焯水后捞起，芦根洗净后将所有材料放入锅中。
3. 大火煮至沸腾后转小火 1 小时，加盐调味后即可。

功效 疏风清热，化痰止咳。

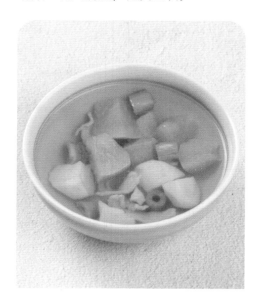

宝宝肺养好，一生体质好

感冒将愈时的热咳，川贝炖梨效果好

前边讲到孩子感冒快好时有寒邪残留，就用烤橘子的方法来调理；孩子感冒快好时，体内若仍有热邪残留，该如何调理呢？

◉ 孩子感冒快好时有热邪的表现

1. 咳少量黄痰，很黏稠。
2. 舌质红，大便干，手脚易发热，尿黄等。

◉ 川贝冰糖炖雪梨，润肺清热化痰

孩子感冒快好时有热咳，就要用川贝冰糖炖雪梨来调理。川贝性凉，味甘，入肺、胃经，具有润肺止咳、清热化痰平喘的作用，加入梨之后，润燥效果更好。

川贝冰糖炖雪梨 `清肺化痰`

材料 雪梨 1 个，川贝 5 克。

调料 冰糖 10 克。

做法

❶ 将雪梨洗净，从顶部切下梨盖，再用勺子将梨心挖掉，中间加入川贝和冰糖。

❷ 用刚切好的梨盖将梨盖好，拿几根牙签从上往下固定住。

❸ 将雪梨放在杯子或大碗里，上锅隔水炖 30 分钟左右，直至整个梨成透明状即可。

用法 每天吃 1 次，连吃 3 天。

功效 清肺化痰，止咳。

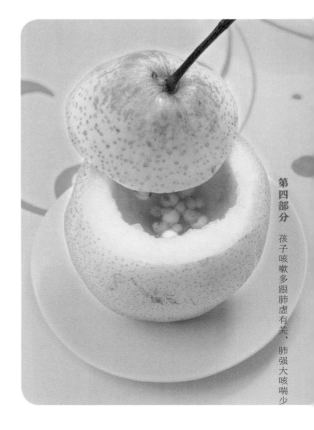

第四部分 孩子咳嗽多跟肺虚有关，肺强大咳喘少

"刺猬梨"变形记，解决寒热错杂的咳嗽

有时因为用药比较杂乱，感冒过后孩子的身体并不是处于严格的寒或者热的状态，而是寒热错杂，就是寒与热并存的状态。寒热错杂的咳嗽多见于气候失常之际，素体阳盛外感风寒，或素体阴盛外感风热，以至寒热错杂，肺失宣肃，气机上逆而成。这种情况，可以用花椒炖梨的方法来调理。

⊙ 花椒搭配梨，温寒润燥止咳

花椒味辛性温，有振奋身体阳气、驱除外寒的作用；梨具有凉润的作用，一方面能缓解花椒的温燥，保护津液，另一方面又可润燥止咳。它们相互配合，一凉一热，寒热并调。

花椒炖梨，这个方法过去叫"刺猬梨"，是将梨扎 30 个孔，每个孔里面塞入一粒花椒，然后用面裹上，煨熟，吃梨。后来，我们把它改良，变成了把梨切块煮熟，然后吃梨喝汤，这样就更方便了。

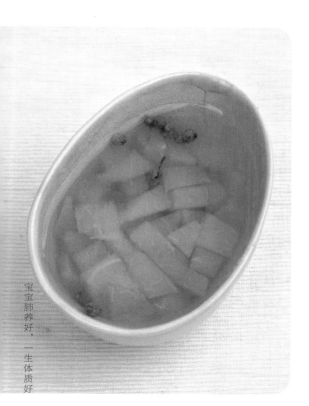

花椒炖梨 散寒，润燥，止咳

材料 雪梨 1 个，花椒 20 粒。

调料 冰糖 10 克。

做法 雪梨去皮、去核，切成小块，放入花椒、冰糖，加适量水同煮，开锅再煮 10 分钟即可。

用法 喝汤吃梨，每天早晚餐后各食用 1 次。

功效 温中散寒，润燥止咳。

孩子肺燥咳嗽，蒸梨馒头给他吃

入秋之后天气干燥，气温波动也较大，而孩子的肺脏较为娇嫩，很容易引发呼吸系统疾病。孩子秋季咳嗽就是其中一种。需要注意的是，父母不要小瞧秋季咳嗽，如果没及时调治，很容易发展成为支气管炎、肺炎等。

◉ 吃梨馒头，预防秋季咳嗽

预防孩子秋季咳嗽，有一个简单有效的方法就是给孩子蒸梨馒头吃。梨有止咳化痰、生津解渴、退热解毒、润肺助消化等功效；川贝有润肺止咳、祛痰化喘的作用；蜂蜜润燥的效果很好。另外，蜂蜜还可以润肠通便，中医说"肺与大肠相表里"，肠道通了，肺气就畅通了。

梨馒头 润肺燥，止咳嗽

材料 梨1个，川贝3~5克，面粉适量。

调料 蜂蜜适量。

做法

1 先将梨洗净，去核（不要削皮），然后将川贝放入梨去核的位置。

2 把蜂蜜与面粉（用发酵后的面团更好）混合做成面团，面团要稍硬。

3 用面团擀成片，把处理好的梨全部包起来，放在锅中蒸熟即可。

用法 每日吃1个。如果孩子还小，只有几个月大，还不能食用，可用梨、川贝熬水后喝也可以，1岁以下的孩子不能吃蜂蜜。

功效 可以调理秋季咳嗽。

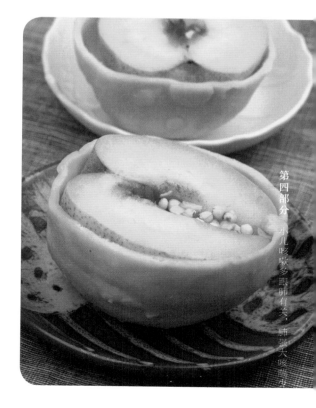

第四部分 小儿咳嗽多照肺有关，肺强大咳嗽少

雪梨银耳汤，滋阴润燥止咳嗽

秋季燥气伤人，可以给孩子多吃一些梨、百合等白色食物，有滋阴润燥作用。当孩子秋季发生燥咳，煮雪梨银耳汤喝，可以起到止咳化痰、滋阴润燥的作用。

滋阴润燥，雪梨银耳汤效果好

5岁的女孩楚楚，每逢秋季就容易咳嗽。尤其是夜晚，咳嗽起来难以入眠。这主要是肺中燥火引起来的，调理需要滋阴润燥。于是，我让楚楚妈妈将银耳和雪梨煮汤给孩子喝。每晚睡前喝1次，连续喝5天，孩子燥咳的症状得到了明显改善。

● 雪梨 + 银耳，润肺止咳

中医认为，雪梨润肺降火，能增加口中的津液，起到保养嗓子的作用；银耳"清补肺阴，滋液，治劳咳"，有润肺、养肺阴的作用。

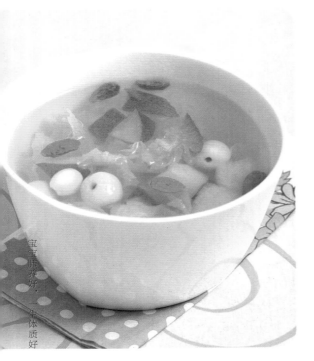

雪梨银耳汤 润燥化痰

材料 干银耳、杏仁各5克，雪梨1个，陈皮、蜜枣、枸杞子各适量。

做法

① 干银耳用清水泡发，去黄蒂，撕成小朵；雪梨洗净，去皮、去核，切小块；杏仁洗净备用。

② 锅内倒入适量水，加入陈皮，待水煮沸后放入银耳、雪梨块、杏仁、枸杞子和蜜枣，大火煮20分钟，转小火继续炖煮约1小时即可。

用法 每天早晚食用。

功效 滋阴润燥，化痰止咳。

宝宝肺养好，一生体质好

干咳无痰真难受，清火润燥咳自好

有些孩子刚开始有点咳嗽，家长不够重视，没有及时给孩子用药，或者药不对症，孩子咳嗽拖了好久都没好，最后就拖成了阴虚咳嗽。阴虚咳嗽治疗起来比较麻烦，病程到了此阶段，孩子体内的阴津已经被久咳耗损了不少，这时的咳嗽几乎没有痰，舌苔也只有薄薄的一层，甚至无苔。如果孩子干咳无痰、面色潮红，说明只是轻度的阴虚；如果出现了干咳咯血、口干舌燥、声音嘶哑等症状，则是到了重度阴虚的地步。这时候，清火润燥是关键。推拿孩子身上的相关穴位，就能起到良好的效果。

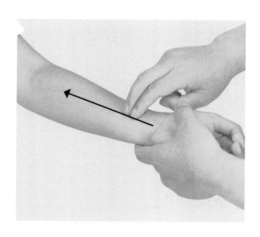

● 清天河水

精准定位： 前臂正中，总筋至曲泽（腕横纹至肘横纹）成一直线。

推拿方法： 用食指、中指二指指腹自腕向肘推 100 次。

推拿功效： 滋阴清热，缓解干咳无痰。

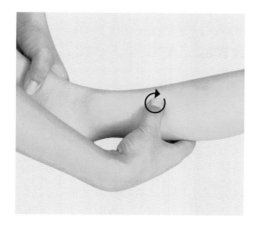

● 按揉三阴交

精准定位： 内踝尖直上 3 寸，胫骨后缘处。

推拿方法： 用拇指指端按揉三阴交穴 100 次。

推拿功效： 健脾化痰，止咳嗽。

按揉肺俞与膻中，改善缠人的百日咳

百日咳最初的症状和普通感冒很像，一般在吃过感冒药后，其他症状都消失了，唯独咳嗽越来越厉害，尤其是在没有任何征兆的情况下，孩子会突然连咳不止，咳得气都喘不上来、面唇发紫甚至呕吐，且伴有鸡鸣般吸气性吼声。病程可长达2~3个月，故称百日咳。调理百日咳，用推拿的效果较好。

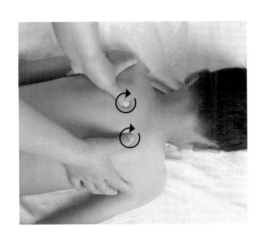

● 按揉肺俞

精准定位： 背部，第三胸椎棘突下，旁开1.5寸，左右各一穴。

推拿方法： 用拇指指腹按揉孩子双侧肺俞穴100次。

推拿功效： 宣肺，止咳化痰。

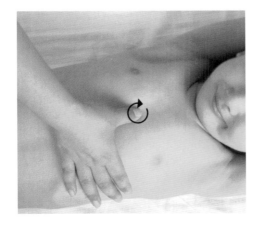

● 按揉膻中

精准定位： 两乳头连线的中点。

推拿方法： 用拇指指腹在膻中穴中按揉100次。

推拿功效： 理气和中，止咳化痰。

宝宝肺养好，一生体质好

内伤咳嗽，病因复杂要早治

孩子脾虚也会咳嗽，健脾补肺能根治

《黄帝内经》中记载："五脏六腑皆令人咳，非独肺也。"不单是外邪直接犯肺会引起咳嗽，其他脏腑的疾病也会影响肺脏引起咳嗽，比如饮食不当、脾失健运、水湿内停，都会导致咳嗽。

◉ 脾为生痰之源，肺为贮痰之器

中医认为，"脾为生痰之源，肺为贮痰之器"。孩子脾常不足，如果乳食积滞，水湿内停，就会酿湿成痰，而痰浊上渍于肺，就会导致咳嗽。如果说脾是痰的制造者，那么肺就如同一个痰盂，用来贮存痰液。要想从根本上清除痰液，不仅要清理贮痰的肺，还要管控好造痰的脾。

◉ 初咳在肺，久咳在脾，喘在肾

中医有句话叫"初咳在肺，久咳在脾，喘在肾"。就是说，孩子在咳嗽初期问题多出在肺上，是由肺气上逆导致的咳嗽。但是，久咳则是由"痰随气升，阻于气道"引起的，而"脾为生痰之源、肺为贮痰之器"，因此要想让孩子停止咳嗽，不仅要止咳，健脾化痰也很重要。

山药饼 健脾补肺，根治咳嗽

材料 怀山药200克，鸡内金50克，面团250克（蒸馒头用的发酵面团）。

做法

① 将山药洗净、去皮，切块后蒸熟，放凉后碾成泥；鸡内金碾细粉。

② 将山药泥、鸡内金粉揉入发酵的面团中做成小面饼，蒸熟即可食用（建议每天早晨和中午各吃1块）。

用法 每周食用3~5块。

功效 可以健脾益肺，辅治消化不良、食欲不振。

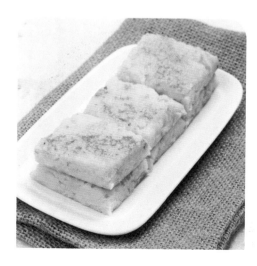

第四部分

孩子咳嗽多跟肺虚有关，肺强大咳喘少

茯苓山药二米粥健脾肺，孩子咳嗽好得快

脾的运化功能不好会生痰，痰液储存在肺部就会引起咳嗽。脾虚咳嗽是内伤咳嗽的一种，凡调理内伤咳嗽，都不能只治咳嗽，也不能一味宣肺化痰。比如脾虚咳嗽，是由于脾脏的功能虚弱，连累了肺脏，所以肺只是标，脾才是本，调理需要标本同治，补脾益肺。

李大夫医案

脾虚引起的咳嗽，脾肺同治效果才好

一位妈妈带着6岁的男孩果果来到我的诊室。妈妈说果果经常咳嗽，咳嗽起来就没完没了。孩子长得面黄肌瘦，我问果果妈，孩子平时吃饭怎么样。妈妈说，孩子的饭量挺大，但吃得稍微不合适，就会肚子痛、拉稀，有时候三四天才大便一次。我给孩子做了诊断，孩子的咳嗽是脾虚引起的，不仅要补肺还要健脾。我给孩子开了健脾补肺的药物，并让孩子妈妈做茯苓山药二米粥给他吃。这款粥脾肺双补，对于改善脾虚咳嗽效果很好。

🌑 茯苓 + 山药，健脾补肺好帮手

茯苓性平，味甘、淡，归心、脾、肾经，有健脾和胃、渗湿利水的功效；山药可脾肺双补，有助于改善孩子因积食引起的咳嗽。

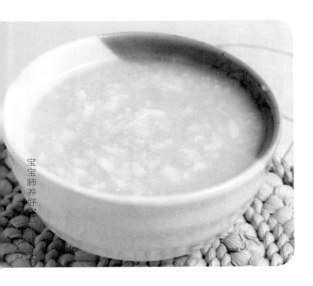

宝宝肺养好，

茯苓山药二米粥 健脾补肺

材料 茯苓15克，山药、小米、大米各30克。

做法

❶ 茯苓、山药洗净，焙干，研成细粉；小米、大米洗净，大米用水浸泡30分钟。

❷ 锅内加清水烧开，加小米、大米、茯苓粉、山药粉，熬煮至米烂粥熟即可。

用法 早晚饮用，每周饮用2~3次。

功效 健脾益肺，改善脾虚咳嗽。

肝火咳嗽，要给孩子疏泄肝火

肝火大的孩子脾气不好，不但会影响消化功能，也会引起咳嗽。

肝火咳嗽，调理要清肝泻肺

孩子肝火咳嗽与其他咳嗽最大的不同就是咳嗽时胸胁会觉得很痛，是肝气郁结在两胁的胀痛，经常咳得面红耳赤，痰虽然不多，但往往特别黏稠，很难咳出来。这时要用一些清肝泻肺的药物，把肝火疏泄下来，同时需要化痰止咳。

百合和绿豆一起煮汤，调理肝火咳嗽

百合性微寒，味甘，归心、肺、胃经，有润肺止咳的功效；绿豆性寒，味甘，归心、胃经，可以清泻肝火，清热解毒。百合和绿豆一起煮汤，对于调理肝火过旺引起的咳嗽效果好。

这些问题家长最关心

问 孩子肝火咳嗽，饮食要注意哪些方面？

答 千万不要在孩子肝火咳嗽刚好时就做肥甘厚味食物给他补身体，因为这时候孩子的脾胃还很虚弱，运化不了太油腻的食物，进补过于急切，很容易加重内伤虚损，让刚痊愈的咳嗽又出现反复。

百合绿豆汤 `清肝润肺，止咳嗽`

材料 绿豆 200 克，鲜百合 30 克。
调料 冰糖适量。

做法

① 绿豆淘洗干净，放入砂锅中，加入清水浸泡 3~4 小时；鲜百合去老瓣和老根，分瓣，洗净。

② 汤锅置火上，加适量清水和绿豆，大火煮开后转小火煮至绿豆开花且软烂，放入百合煮熟，加冰糖煮化即可。

用法 每周饮用 3~4 次。

功效 清肝火，润肺，止咳嗽。

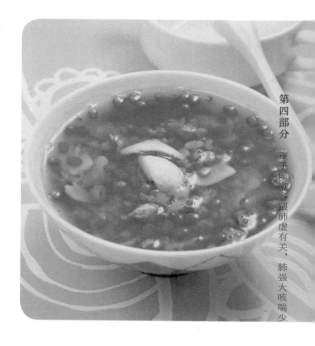

第四部分　孩子咳嗽多跟肺虚有关，肺强大咳喘少

清肝经、揉肺俞，养肺止咳有"良药"

孩子肝火过旺引起的咳嗽，用推拿的方法可以清肝火，养肺止咳。

肝火过旺引起的咳嗽，推拿调理效果佳

4 岁的女孩朵朵这几天饱受咳嗽的困扰，经常咳得面红耳赤，而且一咳嗽就两胁疼痛，痰很难咳出来。我诊断孩子为肝火咳嗽，便给她推拿两个穴位——清肝经、揉肺俞，并嘱咐朵朵家长坚持推拿。经过 5 天的推拿调理，孩子的咳嗽症状明显减轻了。

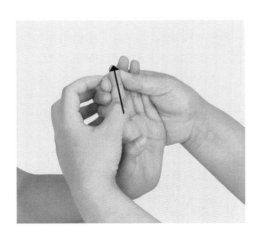

🌑 清肝经

精准定位： 食指掌面指根到指尖成一直线。

推拿方法： 用拇指指腹从孩子食指根向指尖方向直推 100 次。

推拿功效： 清肝泻火，调理孩子肝火过旺引起的咳嗽。

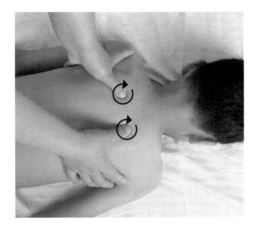

🌑 揉肺俞

精准定位： 背部，第三胸椎棘突下，旁开 1.5 寸。

推拿方法： 用两手拇指指腹按揉双侧肺俞穴 100 次。

推拿功效： 补肺气，止咳嗽。

痰热、痰湿咳嗽，
要清热祛湿化痰

痰热咳嗽为什么难缠难治

中医认为"脾为生痰之源，肺为贮痰之器"。孩子脾胃运化失调，水湿不能代谢，多余的废物自然就会酿成痰浊，储存在肺里，影响肺的正常功能，咳嗽就会产生。

李大夫医案

孩子得了痰热咳嗽怎么办

曾有一位家长带孩子来看急诊，到医院时孩子高热，不停地咳嗽，能明显听到呼吸道里有"呼噜呼噜"的痰声，咳出来的是一块一块黄绿色的浓痰，中间还夹杂着血丝。再观察这孩子，嘴唇发紫，鼻翼不断张合，喘着粗气，胸脯鼓得很高，小脸儿涨得通红，舌头边缘也红，中间有一层厚厚的黄腻苔。家长说，孩子高热持续一段时间了，用了一些退热的方法也没见效。在这里要提醒各位家长，如果孩子出现了类似情况，一定要带孩子来医院，这时热毒太盛，必须由专业医生对症下药才能治疗，千万不可拖延。

◉ 孩子痰热咳嗽有哪些症状

痰热咳嗽的症状表现为痰和热两个方面。痰重的孩子，最明显的症状是痰多得总也咳不完，而且痰黏在嗓子里，特别难咳，喘气的时候都能听到嗓子里痰液震动的声音。热重的孩子，大多会发热口干，小便赤黄，大便干结，舌质很红。

◉ 痰热咳嗽的治疗，要从痰和热两方面入手

有热证，孩子的痰通常是又黄又黏的。热盛的情况下，还可能是黄绿色甚至是痰中带血，鼻涕也是一样。白色清稀的痰和鼻涕是寒证的特征。治疗的时候，要从痰和热两方面入手。热盛的孩子，调理的重点是清热解毒，痰多的孩子则要侧重于化痰止咳。

雪羹汤，清热化痰、解毒效果好

痰热咳嗽阶段，孩子体内的热毒和痰液一起壅阻在肺里，痰热俱盛，很可能会导致发热，并引发呼吸道感染。因此，清热化痰解毒是关键。

● 海蜇皮搭配荸荠，清热化痰能解毒

给大家推荐一个食疗小方子，在痰热咳嗽的初期给孩子吃，还是挺管用的。这个小方子很有名，叫"雪羹汤"，是由清朝名医王士雄发明的。主要原料有两种，即海蜇皮和荸荠。海蜇皮味甘、咸，性平，归肝、肾经，可以清热化痰、润肠；荸荠味甘性寒，能止咳化痰、凉血解毒。二者搭配，清热化痰的作用更强。

这些问题家长最关心

问 中医调理小儿痰热咳嗽的核心是什么？

答 痰热咳嗽的调理要以化痰为核心。饮食上要注意不可吃油腻、难消化的食物。家长可以采取简单的调理方式帮助孩子化痰：①将沸水倒入碗中，抱起孩子或让孩子弯腰，将口鼻对着升起的水蒸气，可使痰液变稀，有利于排出。②家长五指并拢，虚掌轻叩孩子背部，自边缘到中心、自下而上拍打，帮助孩子将痰咳出。

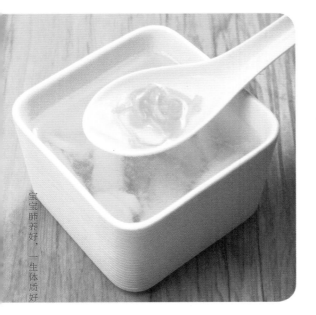

宝宝肺养好，一生体质好

雪羹汤 清热化痰止咳嗽

材料 海蜇皮 40 克，荸荠 100 克。

调料 盐、醋各少许。

做法

1. 将荸荠刷洗干净，削皮之后切成块；将海蜇皮切成丝。

2. 将材料一起倒入砂锅里，加水、适量盐，滴少许醋去腥。

3. 大火煮开后，转小火煮到海蜇皮软烂，关火即可。

用法 给孩子吃荸荠和海蜇皮，喝汤，每天 1~2 次。

功效 降热化痰，调理痰热咳嗽。

梨丝拌萝卜，清热化痰能止咳

孩子的肺不慎出现损伤，必然会影响它正常的宣肃功能。这样一来，肺就不能向全身敷布津液，这些输不出去的津液，也会滞在里面化成痰。那么多痰堵在气道里，反过来又会加重肺气不宣的情况，气机不畅，咳嗽就这样产生了。

这时候，如果赶上孩子有食积，体内早就积攒了许多内火，又或者碰到外感风热，热毒会灼伤孩子体内的津液，又会加速津液化痰的过程。同时，痰和热纠结在一起，堵在肺里，就会出现一系列痰热咳嗽的表现。因此，清热化痰止咳是根本。

◉ 白萝卜＋雪梨，可清热化痰

中医认为，白萝卜有润肺止咳、消食行滞的功效。孩子经常吃白萝卜有润喉理气、止咳化痰、帮助消化的功效，对咳嗽、咳痰、呼吸困难等有食疗功效；雪梨被推尊为"百果之宗"，具有润肺凉心、消炎降火、止咳祛痰的功效。梨肉或梨汁都可以润肺生津，有益于孩子肺部和呼吸道健康。

梨丝拌萝卜 生津止咳化痰

材料 白萝卜、雪梨各 100 克。

调料 生姜、盐、白糖各适量。

做法

❶ 白萝卜切成丝，用沸水焯 2 分钟捞起。

❷ 加上梨丝、姜末少许及适量糖、盐拌匀凉食。

用法 每周吃 3~5 次。

功效 白萝卜下气化痰止咳，梨润肺生津止咳，生姜辛散宣肺止咳。

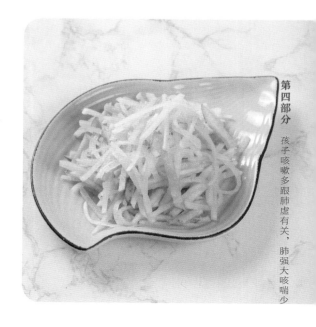

第四部分

孩子咳嗽多跟肺虚有关，肺强大咳喘少

清肺经、清天河水、揉小天心，痰热咳嗽好得快

　　痰热咳嗽多因吃太多高热量、高油脂食物，或喝水少导致，要想咳嗽恢复快，首先要从饮食习惯上做改变，注意清淡饮食，多喝水。此外，还可以通过推拿穴位的方式进行调理。

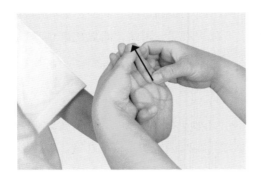

◉ 清肺经

精准定位： 孩子无名指掌面指尖到指根成一直线。

推拿方法： 家长用拇指指腹从孩子无名指指根向指尖方向直推肺经 100 次。

推拿功效： 宣肺止咳，顺气化痰。

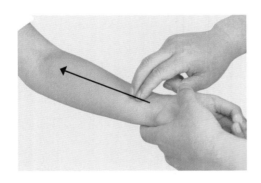

◉ 清天河水

精准定位： 前臂正中，总筋至曲泽（腕横纹至肘横纹）成一直线。

推拿方法： 用食指、中指二指指腹自腕向肘推 100 次。

推拿功效： 清热，泻火，镇咳。对调理孩子痰热咳嗽有效。

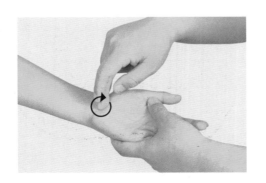

◉ 揉小天心

精准定位： 手掌大小鱼际交界处凹陷中。

推拿方法： 用中指指端揉小天心 100 次。

推拿功效： 清热，止咳，化痰。

痰湿咳嗽是怎么引起的

和痰热咳嗽不同，痰湿咳嗽没有那么猛烈的热毒，主要是湿重。脾喜燥恶湿，湿浊困脾，会让脾的运化功能更差，痰也更容易生成了。

ⓦ 痰湿咳嗽的表现

痰湿咳嗽的痰虽多，但多为白色清稀的，它不像黄痰那么黏稠，也比较好咳出。听孩子嗓子里的声音，是那种湿漉漉的痰声，和痰热咳嗽那种浓痰黏在喉咙里上下拉扯的声音，还是有区别的。湿证的舌象也和热证不同，舌体通常只是淡红，中间是白腻的厚苔。

孩子得了痰湿咳嗽，会显得很没精神，容易犯困，好像总也睡不醒，有时候还觉得胸闷。湿气重的孩子，胃口会比原来差许多，吃得越来越少，这是湿气困脾的表现。

ⓦ 调治痰湿咳嗽的当务之急：燥湿化痰

调理痰湿咳嗽的当务之急是要燥湿化痰。家长可给孩子做橘皮粥，橘皮可以是鲜的，也可以是陈皮，如果是鲜橘皮就用 30 克，陈皮用 20 克就可以了。

橘皮粥 健脾，燥湿，化痰

材料 鲜橘皮 30 克或陈皮 20 克，大米 100 克。

做法

① 将橘皮或陈皮洗净，研成细末。

② 将大米淘洗干净，倒入锅里煮至粥将熟。

③ 将橘皮粉或陈皮粉末撒进去，略煮即可。

用法 趁热服用。

功效 健脾化湿，行散肺气，对调治痰湿咳嗽有效。

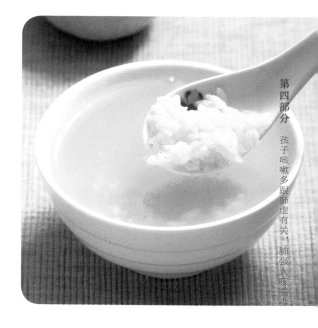

第四部分 孩子咳嗽多跟肺虚有关，肺强大咳喘少

苹果荸荠鲫鱼汤，化痰燥湿、润肺止咳

孩子咳嗽时间较久，就会损伤脾胃气血，使痰湿增多。常出现咳痰量多，伴有说话声音低微无力、容易疲乏劳累等症状。调理痰湿咳嗽，要以化痰燥湿为主。

◉ 荸荠、鲫鱼、苹果，祛湿化痰、润肺止咳

荸荠味甘性寒，归肺、胃、肝经，可清热解毒、化痰消积；鲫鱼味甘性平，归脾、胃、大肠经，有健脾利湿的功效；苹果味甘性凉，微酸，归脾、胃、肺经，有生津止渴、润肺止咳的功效。

李大夫医案

苹果荸荠鲫鱼汤，改善痰湿咳嗽效果好

一个5岁的小女孩，得了痰湿咳嗽，表现为胸闷、咳白痰、舌苔白腻，没精神，容易犯困等。针对孩子这种情况，调理应以燥湿化痰为主。我给孩子开了中药调理，并让家长煮苹果荸荠鲫鱼汤给她喝，该汤有很好的润肺、止咳、化痰功效。经过7天的调理，孩子的症状得到了明显改善。

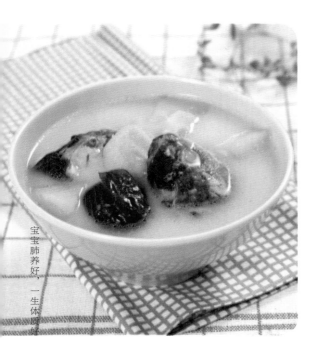

宝宝肺养好，一生体质好

苹果荸荠鲫鱼汤 润肺止咳

材料 鲫鱼1条，苹果、荸荠各100克，红枣2枚。

调料 盐适量。

做法

❶ 苹果洗净，去皮、去核，切块；荸荠去皮，洗净；红枣洗净；鲫鱼洗净，切段。

❷ 锅中倒油烧热，放入鲫鱼段，煎至两面微黄，出锅。

❸ 苹果块、荸荠、红枣、鲫鱼段放入汤锅中，加入适量清水，大火煮沸，转小火煲2小时，加盐调味即可。

用法 趁热服用。

补肺经、揉脾俞、揉丰隆，化痰湿止咳嗽很简单

调理孩子痰湿咳嗽，可以通过推拿相关穴位，补益肺气、强健脾胃，促进痰液排出，起到化痰止咳的作用。

◉ 补肺经

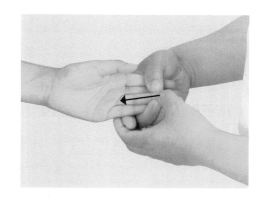

精准定位： 无名指掌面指尖到指根成一直线。

推拿方法： 用拇指指腹从孩子无名指指尖向指根方向直推肺经 100 次。

推拿功效： 补肺经能补益肺气。用于调理孩子肺气虚损引起的咳嗽。

◉ 揉脾俞

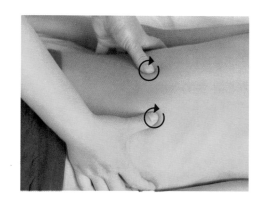

精准定位： 背部，第十一胸椎棘突下，旁开 1.5 寸，左右各一穴。

推拿方法： 用两拇指指腹按揉孩子双侧脾俞穴 100 次。

推拿功效： 健脾和胃，促进痰液代谢。

◉ 揉丰隆

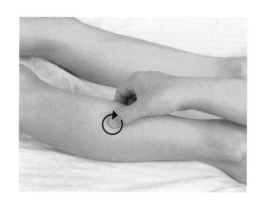

精准定位： 屈膝时外膝眼与外踝尖连线中点，胫骨前缘外两横指处。

推拿方法： 用拇指指腹按揉孩子丰隆穴 100 次。

推拿功效： 健脾化痰，止咳嗽。

咳嗽老不好，究竟是怎么回事

找到孩子久咳的真正原因

入冬后久咳的孩子非常多，咳嗽的症状是"花样百出"，咳嗽的原因也是多种多样。所以，家长一定要找准孩子咳嗽的真正原因，不要滥用抗生素，以免导致孩子免疫力低下，使咳嗽迁延不愈。那么，孩子咳嗽的原因主要有哪些呢？

☉ 孩子站着不咳躺着咳的原因

许多婴幼儿只要站着，走路、玩耍都不会咳嗽，但只要一躺下，就会咳一阵子。其实这与胃食管反流有很大关系。从生理学角度讲，当胃内的食物反流后会刺激咽喉，而咽喉出于对自身的保护，会通过咳嗽来将异物咳出。许多有经验的妈妈都知道，孩子吃过奶后一定要将他竖起来拍嗝，否则很容易出现吐奶。因此，如果婴幼儿出现竖着不咳躺着咳的情况，一定要警惕胃食管反流。

☉ 孩子躺着不咳站着咳的原因

还有的孩子躺在床上不咳嗽，一站起身就开始出现间歇性咳嗽。家长要注意，这种症状多为鼻窦炎或过敏性鼻炎所致。当孩子站起身时，由于重力作用，鼻腔内的分泌物会流到鼻咽窝中，进而气管会出现保护性的咳嗽。

☉ 孩子出门咳、活动咳的原因

有的家长反映，孩子在有暖气的室内没什么事，但是一出门就咳嗽。也有的孩子夜晚睡觉时一脱衣服就会咳几声，早上刚从热被窝出来时也会咳嗽。这类孩子多是对冷空气过敏所导致，与突然遇冷有关。还有些孩子在活动后会咳个不停，这主要是因为活动后深呼吸，吸入的冷空气过多所致。

> **这些问题家长最关心**
>
> **问** 冬季如何预防孩子流感？
>
> **答** 要想预防孩子流感，家长要注意，最好不要让孩子与感冒、咳嗽的人群近距离接触。最好每天短时间给居室通风换气，孩子餐具、玩具要勤消毒，要勤给孩子洗手，多让孩子喝开水。

怀山药 + 牛蒡子，健脾补肺，缓解久咳

咳嗽的病虽然是在肺上，而根在脾胃。中医上认为，咳嗽为"外邪侵犯肺卫，肺气不宣不降而上逆"。用现在的话来说，就是孩子的消化系统出了问题，不能正常地吸收营养物质，从而导致呼吸系统的免疫力低下，容易被外部致病微生物入侵。

◉ 补肺健脾，才能做到标本兼治

孩子咳嗽，是因为自身的免疫力不足以抵抗外邪所致。使用药物止咳，是在借助外力驱逐外邪。当药物的药力渐渐失去，不能够与外邪相抗衡时，外邪便又占了上风，咳嗽也就自然而然地继续了。

人体的脏腑之间是相互影响的。当孩子的肺受到外邪侵袭，便会累及到其他的脏腑，其中受到牵连最大的就是脾。小孩出现咳嗽症状时，大多会变得食欲不振。如此一来，所摄取的营养物质就更少，呼吸系统的抵御力也就因此而变得更弱，更容易被细菌或病毒所侵袭。

由此可见，孩子出现咳嗽，尤其是反复咳嗽时，要想让孩子真正地远离因此而带来的痛苦，不仅仅要补肺，还要健脾。

◉ 孩子健脾补肺，首选怀山药

那么，怎样做才能达到强健孩子脾胃功能的目的呢？中医讲究"药食同源"，让孩子多吃一些具有健脾补肺功效的食品。在众多的食品中，首选的就是怀山药。

怀山药牛蒡子饮 健脾补肺

材料 怀山药 30 克，牛蒡子 3 克。

做法 将怀山药与牛蒡子加水熬煮 30 分钟。

用法 作饮料饮用，每天 1 剂，3 天即可。

备注 咳嗽严重的，可以用 6 克牛蒡子。

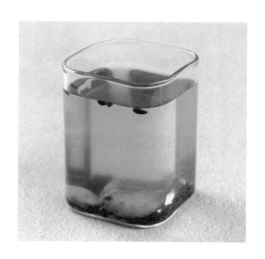

孩子咳嗽长期不好，要提防支气管炎

支气管炎引起的咳嗽不止，调理宜清热化痰

支气管炎是常见的慢性呼吸系统疾病，它是一种各个年龄段的人都易患的疾病，包括儿童。儿童支气管炎患者由于体质差、抵抗力弱，稍有不慎，支气管炎就会反复发作，因此防治儿童支气管炎发作很重要。

◉ 支气管炎到底是个什么病

我们要知道，感冒、支气管炎，它们都属于常见的呼吸道感染性疾病，其中，感冒属于上呼吸道感染的一种，而支气管炎则属于下呼吸道感染。打一个比方，如果我们把呼吸系统比作一座大厦的话，门口和大堂就相当于我们的鼻子和咽喉，这些部位发生感染就属于上呼吸道感染；大厦的走廊、通道就相当于各级支气管，感染发生在这些部位就是支气管炎。

◉ 儿童支气管炎的典型症状

儿童支气管炎的主要病因是病毒感染，主要影响到气管、支气管，以咳嗽为主要症状的综合征，通常发生在感冒之后。支气管炎引起的咳嗽，常常表现为经久不愈。通常孩子咳嗽超过 1 周就要引起注意，并及时就医诊治。

◉ 清肺经，清热化痰止咳嗽

中医认为，支气管炎引起的咳嗽不止，调理主要以清肺解毒、止咳化痰为主。推拿孩子身体的肺经穴，有辅助调理的效果。

精准定位： 无名指掌面指尖到指根成一直线。

推拿方法： 用拇指指腹从孩子无名指指根向指尖方向直推肺经 100 次。

推拿功效： 宣肺清热，化痰止咳。

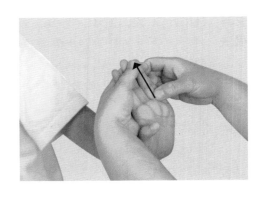

枇杷叶薏米菊花粥，清热润肺能止咳

孩子因支气管炎引起长期咳嗽，止咳的主要措施是清热润肺、止咳化痰，将积聚在身体里的痰化掉。

● 枇杷叶、薏米、菊花一起煮粥，止咳化痰效果好

枇杷叶性微寒，味苦；归肺、胃经，有清肺止咳、化痰的功效；薏米有健脾除湿、化痰的效果；菊花可以清理体内多余的热。三者一起煮粥，清热、止咳、化痰效果更好，可改善支气管炎。

专家提醒

支气管炎要以治疗为主，饮食护理只是辅助手段

支气管炎要以治疗为主，彻底消除病症并得到医生允许后才可停止治疗，不可在治疗的中后期停止而单独选择食疗。

枇杷叶薏米菊花粥

润肺止咳

材料 枇杷叶5克，菊花6克，薏米、大米各30克。

调料 冰糖适量。

做法

① 大米、薏米洗净，浸泡30分钟；将枇杷叶、菊花洗净，加水3碗，煮至2碗分量，去渣取汁。

② 锅置火上，放入适量清水和药汁，放入薏米、大米煮开，转小火煮至粥黏稠，然后加入冰糖煮至化开即可。

用法 早晨或夜晚佐餐食用。

功效 清热润肺，止咳嗽，缓解支气管炎引起的顽固性咳嗽。

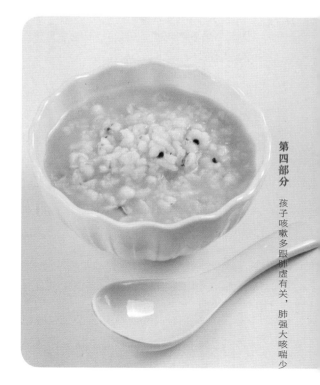

第四部分 孩子咳嗽多跟肺虚有关，肺强大咳喘少

孩子咳嗽治疗的常见误区

许多家长对治疗孩子咳嗽都存在误区。有的家长一听到孩子咳嗽，如临大敌，生怕"咳出肺炎"，于是"有病乱投医，有病乱吃药"。

误区 1 咳嗽必须要用抗生素

病菌感染可以引起咳嗽，其他过敏、反流、吸入异物等也会引起咳嗽。如果不分病因滥用抗生素，不仅治疗效果不好，还可能出现抗生素耐药，对胃肠道及肾脏等也会产生不良反应。有一个 6 岁的孩子，一直咳嗽，家长带着上医院用了不少抗生素也不见好。经诊断后发现，原来是气管里卡了一个小异物，取出后孩子很快就不咳嗽了。

误区 2 咳嗽赶紧用镇咳药

很多家长一见孩子咳嗽就用川贝枇杷膏等止咳药，实际上是不对的。咳嗽病因复杂，变化多端，一不留心，治法全错。因此，孩子咳嗽时，一定要详询医生意见再用药，需要辨病辨证治疗才有效果。

误区 3 频繁更换药物

孩子从咳嗽到痊愈需要一个过程，有的家长看到孩子吃药 1~2 天不好就急了，没有等药物发挥作用就频繁换药甚至输液。结果，给孩子造成了伤害。

误区 4 吃药越多效果越好

孩子感冒咳嗽，有些家长把感冒药、退热药、咳嗽药、清热解毒药、化痰药等一起用，不仅咳嗽没治好，反而影响食欲。因此，孩子咳嗽用药尽量少而精，应该对症用药。

第五部分

孩子发热好得快不反复，清除肺火是关键

别以为孩子发热是小事

平时注意这 4 点，孩子发热早发现

　　发热是孩子身上最常见，也是最容易出现的一种症状。简单来说，一旦孩子的体温超过 37.5℃，就可以说是发热了。一些妈妈在发现孩子出现发热症状后，便赶紧给孩子退热降温，这种做法并不可取。

　　因为，发热不是病，是一种症状，是伴随着外邪入侵而产生的。说得更简单一些，发热是孩子患了某种疾病，所表现出来的一种症状而已。"对症下药，才能药到病除"，当孩子出现发热症状时，只顾着给孩子降温，治标却不能治本，有时不仅不能让孩子的热退下来，反而会使得孩子的病情加重。

　　发热虽不是疾病，适度发热可提高孩子的免疫力。但妈妈们仍不可掉以轻心，需及时发现孩子发热的症状，并根据实际情况找到引起发热的疾病，才能保护好孩子的肺，利于孩子尽快痊愈、健康成长。

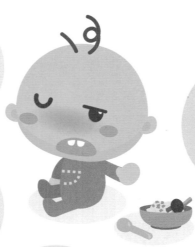

外部特征
脸部潮红、嘴唇干热，并表现出哭闹不安。

食欲不振
一般来说，发热会影响到孩子的食欲，在发热1~2小时后，就会表现出来。

触摸
亲吻或者抚摸孩子的身体及额头有些发烫。

尿量、尿液
孩子在发热后，一般来说尿量比平时要少，而且颜色较深。

　　日常生活中，当孩子出现上述表现，就表明孩子可能已经发热了。此时，家长应先用温度计给孩子测量体温，以确定孩子的发热程度。

正确认识发热是育儿的必修课

如果家长不按孩子的生长发育规律照顾他，就很容易发热。

◉ 发热，是因为有邪气侵袭人体

中医认为，所谓发热，多数是因为有邪气（如西医学所说的病毒、细菌、支原体、衣原体等，都属于邪气）侵袭人体。这时，人体的正气（抵抗力）便要与之抗争。于是，它们打得热火朝天，这个状态就是发热。

给发热做一个形象的比喻：把人体比作我们的国家，当有"侵略者（邪气）"来犯时，肯定不能直接进入内地，而是被守在边防的"战士们（正气）"挡住，与"边界战士"展开激烈的战斗（发热）。

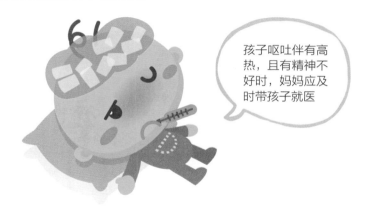

孩子呕吐伴有高热，且有精神不好时，妈妈应及时带孩子就医

◉ 孩子发热不一定都是坏事

孩子发热和咳嗽、拉肚子一样，都是人体正气和外来邪气作斗争的一个表现，并没什么可怕的。而且，一般的情况是邪气越盛，正气越足，抗邪能力就越强。孩子发热，只要进行积极的干预，就容易治愈。

◉ 中医是怎么治疗发热的

中医调理发热，是通过由外而来的援兵，帮助孩子的正气把邪气赶出去（即中医常说的"扶正祛邪"），邪气被赶出去，不能和正气战斗了，自然就不发热了。所以，不管是食疗、喝中药，还是小儿推拿，抑或洗澡、泡脚、贴敷等，在调理小儿发热方面都有很大的优势。

孩子刚发热，不要急着用药

小儿发热是儿科门诊常见的病症，风热感冒典型症状是高热。虽然发热很常见，可是一遇到孩子发热，不少家长还是非常担心。

● 滥用退热药不可取

不少家长都误认为孩子发热是一件很严重的事情。到医院后，就特别急切地要求医生给孩子退热，这在一定程度上导致了退热药、抗生素和激素的滥用。甚至有些家长，见到孩子高热不退或体温没有完全降到正常，就着急联合应用各种退热药，这其实是很危险的。

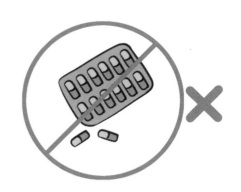

● 孩子发热，家长不必过于焦虑

孩子生病发热时，家长不必太过焦虑，退热药滥用带来的安全隐患也需要家长足够重视。许多家长担心孩子发热会损伤大脑，其实，普通发热是不会"烧坏脑子"的。发热是孩子利用自身免疫力对抗病菌的一个表现。通过调动自身的免疫系统，让它更好地工作以防止感染。发热过程中，会杀死一部分病原微生物，同时孩子的免疫力也会提高。孩子的脏器功能较弱，如果采用过激的方式来退热，反而不利于身体健康。

● 孩子发热，关键是补充水分

孩子发热的时候，最重要的不是忙着吃退热药，而是给孩子补充水分。孩子退热过程中，丢失最多的就是水分，因为身体要靠水分来将热量带出去。所以发热时，要给孩子多喝温水，最好是少量多次喝，如果孩子不想喝白开水，也可以饮用一些电解质类的饮料或者果汁。

古代医家说的"变蒸"是怎么回事

虽然说孩子发热不一定是好事，但对于孩子来说，有一种发热不用管，那就是"生理性发热"。

◉ 什么是生理性发热

孩子就像初升的太阳、初春的小草一样，蒸蒸日上、欣欣向荣，生长速度快。而植物在生长过程中有一个过程叫"拔节"，即每到一个节点上，就会有一些变化，孩子也是一样。

古代医家们就在医书中记载了孩子这种生理性发热的现象，并给这种现象取了个形象的名字，叫"变蒸"。按照现在通俗的说法，就是"生长热"。

孩子为什么会"生理性发热"呢？因为孩子体内的阳气要从原来的水平跨越到下一个阶段。一般认为，孩子从出生之后，32天一"变"，64天一"蒸"，伴随着"变蒸"而出现的，就是"生理性发热"。

◉ 生理性发热的特点

一般来讲，孩子变蒸的持续时间不会太长，大多都在一天或者一天半，很快就能过去，而且温度也不会太高，一般不超过38℃，并且不伴随咳嗽、流鼻涕、手脚凉等症状——除了体温高一点、耳朵和屁股稍凉、上唇内出现一个鱼眼大小的白色"变蒸小珠"外，孩子还是和平时一样。

这种情况下，千万别给孩子吃抗生素或打点滴，以免伤了阳气，影响孩子的生长发育。

◉ 孩子生理性发热的简单退热方法

孩子出现了生理性发热，一般不必做特殊处理。在饮食上，让孩子吃清淡一些。如果孩子正在吃母乳，妈妈的饮食也要清淡一些。同时要随时观察孩子的发热程度，注意给他补充水分就足够了。

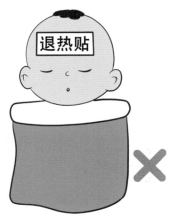

孩子发高烧是否会烧坏脑子

相信许多家长害怕孩子发高烧的一个原因，就是担心孩子会"烧坏脑子""烧傻"。其实，这样担心有些多余。

◉ 不必闻"烧"色变

发热对孩子的脑细胞没有直接的损害，除非孩子感染导致脑膜炎或败血症。因为，当孩子体温超过41℃的时候，患细菌性脑膜炎或败血症的可能性比较高。只有当体温超过41.4℃的时候，脑部才可能会受到损伤，这主要是因为超过这个温度后，细胞蛋白质会因高温变性，造成不可恢复的损伤。但是一般来说，这种极端的高热情况在孩子中较少出现，所以家长们不必闻"烧"色变。请记住，不是高烧让孩子"烧坏脑子"，而是脑子先感染病菌，才引起的高烧！

◉ 孩子发高烧，暂时"消瘦"很正常

孩子发高烧会出很多汗，这是人体排出代谢废物的一个过程。孩子大量出汗怎么办呢？充分补充水分和盐分。还有，孩子发热时糖代谢加强，脂肪分解也显著加强，糖代谢加强使糖原储备不足，这时候就会动用储备的脂肪，所以孩子会表现为"消瘦"。

许多家长看到孩子发热，人也瘦了，很心疼，恨不得马上给孩子大补。其实这时候给孩子吃过于油腻、大补之物会增加代谢负担。所以，孩子发热时，最好熬些菜粥、烂面条，让孩子的身体慢慢适应，逐渐恢复。

◉ 孩子发高烧，消化液分泌减少，会影响食欲

孩子发高烧的时候，消化液分泌就会减少。这时，孩子就会表现吃饭不

这些问题家长最关心

问 孩子发热时，能不能吃鸡蛋、喝肉汤？

答 如果孩子只有发热的症状，没有其他伴随症状，是可以吃鸡蛋的，因为鸡蛋可以帮助孩子增强抵抗力。鸡蛋的做法可以是鸡蛋汤、鸡蛋羹，不宜油炸煎烤。

但是如果孩子发热时伴有腹泻或腹痛等表现，则不宜吃鸡蛋。建议给孩子吃一些容易消化的食物，如粥、面条等半流食。

还有的家长觉得孩子发热不想吃饭，会导致营养缺失，就给孩子炖鸡汤、鱼汤来喝，这其实是不妥的。滋补汤品油腻、脂肪多，更容易造成消化不良，加重发热。

香，而家长一看孩子不想吃饭，更心疼了，想方设法哄孩子吃饭。其实这时候，孩子不想吃，家长就不要勉强，让孩子多休息、多喝水比什么都重要。

◉ 孩子发高烧，清天河水、退六腑降体温

高烧不退是风热感冒比较常见的症状，但引起高烧的原因有很多，如果明确孩子是风热感冒引起的发热，可以辅助用清天河水和退六腑的手法给孩子退烧。这两种方法对于孩子高烧不退、烦躁难眠、大便干燥等热性病症效果很好。但如果孩子平时就是畏寒怕风、神倦易困的虚寒体质，就不能用了。

◉ 清天河水

精准定位： 前臂掌侧正中，总筋至曲泽（腕横纹至肘横纹）成一直线。

推拿方法： 用食指、中指二指指腹自腕向肘推 100 次。

推拿功效： 降火，去内热。

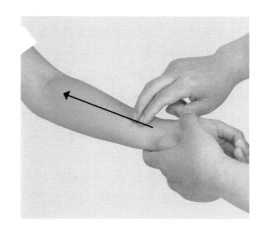

◉ 退六腑

精准定位： 前臂尺侧，腕横纹至肘横纹成一直线。

推拿方法： 用拇指指腹或食指、中指二指指腹沿着孩子的前臂尺侧，从肘横纹处推向腕横纹处，操作 100 次。

推拿功效： 对于高热不退、烦躁、咽痛、大便干燥效果很好。

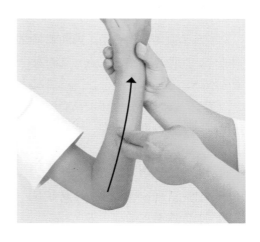

如何判断孩子是发热还是中暑

夏季天气炎热，孩子出现发热，许多家长就会很糊涂，孩子究竟是中暑了，还是感冒引起的发热呢？

李大夫
医案

孩子发热或中暑，用药完全不一样

一个炎热的夏天，一位妈妈带着 7 岁的小男孩果果来找我。一进诊室，孩子妈就焦急地说："大夫，这孩子的体质太差了，前两天他爷爷带着到郊外爬山，结果回家后就开始发热，我猜孩子是在郊外中暑了，就给他用了一些清热解暑的中成药。谁知，症状非但没有减轻，反而加重了，这该怎么办呢？"

我给孩子量了一下体温，38℃，孩子不时地打着哆嗦（诊室开着空调），还不时地咳嗽几声，面色苍白。我对孩子妈说："孩子不是中暑，当然不能用中暑的方法来治疗，他的情况是感冒引起的发热。虽然是夏季，但郊外的山区比较阴寒，孩子又穿得少，很容易着凉；再加上回到家，长期在空调屋中待着，更容易引起感冒。所以，这是感冒引起的发热，应该退热。"

孩子妈听后才明白，原来是不明病情、自作主张惹出的麻烦。

● 发热和中暑有哪些区别

当孩子身体由于感染、炎症或其他问题产生了致热源，下丘脑的体温中枢接收到信号，会调高体温设定点，同时发出信号让身体增强产热，收缩皮肤毛细血管以减少散热，然后体温上升，这就是发热。

孩子持续处于高温环境或剧烈活动状态下，环境传导过来的热量和自身产生的热量超出了人体散热能力，体温就会被动上升，甚至超出人体的耐受极限，就导致了中暑。

所以，虽然结果都是体温升高，但发热和中暑的机制是完全不同的。发热是身体主动升温，而中暑是身体被动升温。如果把人体比作房子，发热更像我们主动开了暖气，而中暑更像房子失火。

理解了上面这个道理，就不难理解发热和中暑的区别了。如果孩子在太阳底下暴晒，出现身体发烫，就要考虑是中暑了；如果在家里吹着空调却发热了，那就不要担心中暑，而是着凉。

孩子发热，从肺根治立竿见影

孩子发热，多跟肺有关

在中医看来，引起发热的原因可分为两大类，即外感发热和内伤发热。对应西医的说法，应该就是感染性发热和非感染性发热。

● 外感发热，宣肺清热效果好

引起外感发热的疾病，如感冒、扁桃体炎、支气管炎、肺炎等，绝大多数都在肺系。这是因为邪气无论从口鼻还是皮肤、毛孔侵入，都会郁闭肺气，孩子的肺脏尤其娇嫩，肺气更容易郁闭，这时候人体的正气会奋起反抗。肺气郁闭会引起发热，正邪相争也会引起发热，这是实证，在很短的时间内体温就会升得很高。

对于外感发热，在临床上除了积极处理原发病，指导家长正确为孩子降温，防止惊风、抽搐以外，一般会开一些宣肺的药物，使郁闭的肺气宣散，这样，体温很快就能降下来。

● 内伤发热，多半是吃出来的

有时候，家长会说自己的孩子无缘无故就发热了。其实，哪有没有原因就生病的呢。家长所谓的"无缘无故"，是指孩子并没有明显的打喷嚏、流鼻涕、咳嗽等感冒症状，而以发热为突出表现。这种没有明显外感致病因素的孩子，多半属于内伤发热。

> **专家提醒**
>
> **揉肚子是很好的健脾方法**
>
> 孩子内伤发热，家长可以试试给孩子揉肚子的方法。手法要轻柔、缓慢，但要有一些压力，逆时针方向转圈按摩，孩子会觉得很舒服。

引起内伤发热的原因有哪些呢？大概有饮食积滞、情志不遂、肝气郁结等，但小孩哪有那么多情志不遂、肝气郁结呢？归根结底，孩子内伤发热，还是吃出来的。

对于脾虚引起食积发热的孩子，可以给孩子吃点山楂丸，酸酸甜甜，孩子都喜欢吃。山楂是开胃消食的，尤其擅消肉食。现在的孩子，经常大鱼大肉，很容易积滞，吃点山楂丸效果很好。

流感引起的发热，怎么应对

我们常说的流行性感冒，中医叫"时邪感冒"。"时邪"就是指瘟病，这种感冒传染性很强，而且来势很猛，一开始就发高热，体温甚至会到40℃。它也不像风寒感冒那样流了一两天鼻涕才开始发热，所以让人防不胜防。

● 流感发热初期有哪些容易被家长忽视的小征兆

怕冷是流感发热前期的一种表现，测量体温时可能还不到38℃。但此时孩子会出现皮肤苍白、手脚发凉、无汗、畏寒、肌肉酸痛、无力等。

● 银翘解毒片贴敷涌泉，治流感引起的发热

孩子传染流感后，浑身酸痛，只要体温没超过38℃，家长就可以用这个外治法来给孩子调理：取一粒银翘解毒片捣碎，加入一滴水拌成膏状，把药放在纱布上贴于孩子足底的涌泉穴。

为了使药效更好地发挥，可以在贴之前先用温水给孩子泡泡脚，每晚睡前给孩子贴1次。通常只需2~3次，孩子就会退热，浑身酸痛的症状也会减轻。

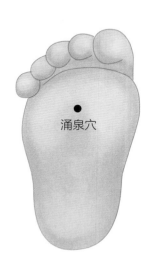

涌泉穴

专家提醒

有没有一种药能通治感冒

如果听到医药方面的广告词里宣传说"×××药通治所有感冒"，家长朋友们千万不要轻信，目前没有哪一种感冒药能通治孩子感冒的。一定要辨清孩子的症状后，才能正确无误地给孩子治疗感冒。

受寒发热鼻窍不通，怎样快速减缓症状

鼻塞不通气，是孩子受寒发热以后的症状之一。许多家长都说，看着孩子鼻子堵着的样子，觉得特别着急。孩子鼻塞特别容易观察到，首先孩子的声音会变，说话带着鼻音，声音很重浊，不清亮；其次有时候鼻塞厉害了，睡觉的时候还会打鼾。

◉ 鼻塞不通气，可能是肺宣发功能失调

中医认为，鼻子是肺的门户。在我们身体抵抗力低下的时候，邪气通过口鼻及皮肤侵犯人体，影响肺的宣发功能，就会出现鼻塞不通气。所以调理鼻塞，首先要让肺的宣发功能变正常。

◉ 洋葱可散寒，通鼻窍；生姜可发汗解表

孩子受寒发热，鼻塞时，洋葱的用处可不小。洋葱有疏风散寒、祛痰的作用；生姜有温肺、发汗解表的功效。用洋葱和生姜煮水，可以让孩子去闻熬出来的蒸汽，通过鼻子这个门户让药的蒸汽进来，然后调理身体。

洋葱生姜水熏鼻法
疏通鼻窍

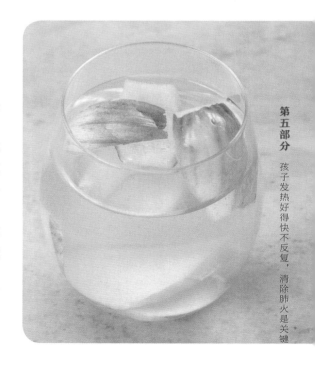

材料 洋葱 20 克，生姜 5 克。

做法 将洋葱切片，生姜切片，放入锅中，水煮 10 ~ 15 分钟。

用法 把洋葱姜水放在孩子面前，让他自然呼吸蒸汽，能缓解鼻塞症状。连续熏蒸 10 ~ 15 分钟，每天 1 ~ 2 次，连续 1 周。

功效 温阳散寒，疏通鼻窍。主治风寒发热引起的鼻塞、流涕、打喷嚏等。

温馨小提示 蒸汽温度较高，让孩子闻的时候一定要注意安全，以防烫伤。

葱姜豆豉汤，祛风散寒退热快

风寒发热，指的是风寒邪气侵袭人体，人体正气与自然界的风寒邪气打得热火朝天的状态。调理孩子发热，应以辛温散寒为主。

● 留根须葱白、带皮生姜、淡豆豉，发散风寒

风寒发热怎么办？辛温散寒就可以。给孩子喝葱姜豆豉汤，就是一个不错的办法。

葱性温、味辛，具有发散、祛寒的作用，能够散风、暖身。葱白为什么要"留根须"呢？葱根须煮水味辛，性微温，具有发表通阳、祛风散寒的作用。葱白留根须，是为了让葱白根的力量直达肺部，起到祛风散寒的作用。

生姜也是一味辛温的药，能把脾胃的阳气振奋起来，帮助肺中的阳气把风寒邪气发散出去。生姜为什么要"带皮"呢？风寒发热的病位在皮肤，用带皮的生姜，以皮行皮，可以驱散附在表皮的风寒邪气。

淡豆豉是大豆的成熟种子发酵以后形成的，味苦性寒，和葱白、生姜一样，能把在肺、体表的风寒邪气散出去。

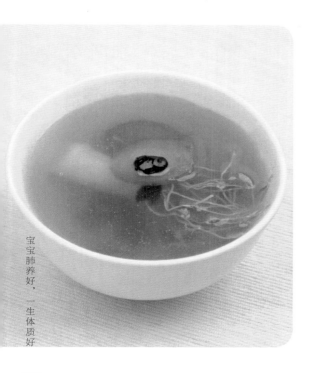

葱姜豆豉汤 发散风寒，退热

材料　带根须葱白1段，带皮生姜10克，淡豆豉4克。

做法　葱白切成3厘米长的小段，生姜切成一元钱硬币大小及厚度的2片，将所有材料加适量水放锅中煮开，再熬5分钟即可。

用法　饭后半小时左右服用。

用量　3岁以内的儿童一次喝小半碗；3~6岁的儿童一次喝半碗；6岁以上的儿童一次可以喝大半碗或者一碗。酌量频服，服后汗出热退即可。

功效　祛风散寒，退热。

风热发热，喝薄荷玉米冰糖粥

风热发热的原因基本上与风寒发热类似，即孩子在正气虚的同时感受了风热邪气，调理以祛风散热为主。

◉ 孩子风热发热的症状

中医认为，孩子风热发热有4个特点：黄鼻涕，黄黏痰，红肿痛（舌头、咽喉、扁桃体、淋巴结），微有汗。

◉ 薄荷 + 玉米，清风散热，增强抵抗力

调理风热发热，需要用凉性的药物清热。薄荷就是这种辛凉的药物，辛以散风、凉以清热，正好可以用来对抗风热邪气。玉米可以补养孩子脾胃，增强抵抗外邪的能力。

薄荷玉米冰糖粥 清热解表

材料 玉米渣 100 克，大米 50 克，干薄荷 10 克。

调料 冰糖适量。

做法

❶ 干薄荷洗净，下锅煮 15 分钟，再将薄荷捞出，留汤汁。

❷ 将玉米渣用水泡 30 分钟，和大米一同下入薄荷水中，用大火烧沸后改中小火煮。

❸ 熟后下适量冰糖，待冰糖融化后即可起锅盛碗。

用法 晚饭时食用。

功效 薄荷、冰糖可清热泻火；玉米渣补养脾胃。可改善风热袭肺引起的发热。

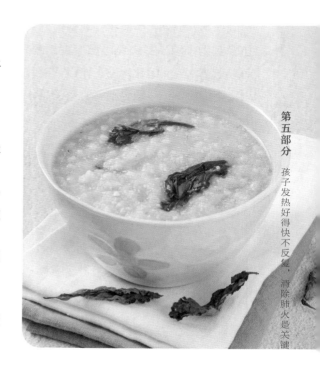

第五部分 孩子发热好得快不反复，清除肺火是关键

113

高烧不退，清天河水降体温

孩子一般的发热和咳嗽、拉肚子一样，只是一个普通症状，并不可怕。但如果孩子持续高烧不退，就要引起警觉了，要迅速就医，同时通过推拿的方法辅助清热。

清天河水，孩子就能退热

一位母亲带着 7 岁的孩子焦急地来找我。孩子又发热了，体温 38℃。我赶紧给孩子用清天河水的方式退热。我用食指、中指二指指腹自腕向肘直推孩子天河水 100 次，然后让孩子休息一会儿，喝了些白开水。1 小时后，孩子的体温就下降到 37℃。看到初战告捷，我把这个方法告诉孩子妈，让她回家每天给孩子清天河水。

◉ 清天河水，可以疏通心包经、泻火清热

孩子发热时，给孩子清天河水 300 次，可以疏通心包经，从而起到泻火清热的作用。另外，中医讲，心包经与三焦经互为表里，三焦经协调五脏六腑，可以通调水道、运化水谷，可以让五脏六腑更加协调。三焦经通畅，孩子身体的自愈力就会增强。

这些问题家长最关心

问 孩子发热，超过 38.5℃ 怎么办？

答 孩子发热超过 38.5℃，身体出现高热后，总感觉只有喝些清凉的饮品才能解渴。咽喉会红肿、疼痛，尤其是咽部的症状比较明显。这种情况下，就不要自己处理了，一定要去医院找医生。

◉ 清天河水

精准定位： 前臂正中，自腕至肘成一直线。

推拿方法： 用食指、中指二指指腹自腕向肘直推天河水 300 次。

推拿功效： 清天河水能够清热解表、泻火除烦，主治孩子外感发热、内热等症。

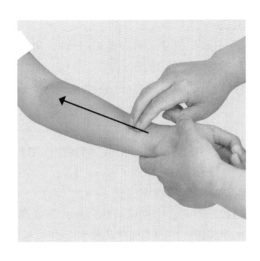

给孩子进行物理降温，要注意哪些方面

孩子发热了，很多家长都会选择物理降温，比如用温毛巾给孩子敷一敷。但很多人不知道，用毛巾敷也是一门学问，而且物理降温不止这一种方法。

⊙ 孩子体温上升期要用热毛巾敷

孩子发热时会冷得直打寒战，细心的家长会发现孩子身上的鸡皮疙瘩都出来了，实际上这时候孩子的体温正处在上升期。孩子高热发寒战甚至起鸡皮疙瘩，是因为皮肤血管开始收缩，排汗减少，引起反射性的竖毛肌收缩所致。

孩子处在发热上升期时，一定要用温热的毛巾给孩子擦擦肚脐、腋下、大腿根这些大血管分布较多的区域。这样，孩子的体温不会一下子升得太高而出现高热，避免发生高热惊厥。

⊙ 孩子体温稳定期、下降时可使用温水浴

当孩子体温处于稳定期，比方说，体温一直维持在38℃。这时，家长可以用温水浴帮助孩子降温退热。

如果孩子发热时精神状态较好，又不排斥温水浴，可以用温水洗澡，水温调在40℃左右。也可以用温水为孩子擦身。擦擦头部、腋窝、脖子、大腿根等区域，降温效果佳。注意不要给孩子洗热水澡，否则易引起全身血管扩张、增加耗氧，容易导致缺血缺氧，加重病情。需要提醒的是，慎用冰块、凉水等给孩子冷敷降温，以免引起不适。

这些问题
家长最关心

问 给孩子物理降温，能不能用酒精擦拭？

答 大家都知道酒精挥发得快，很容易带走人体热量，所以常用此方法来降温。但是如果大面积使用的话，会使身体打寒战，产生更多的热量。而且，孩子皮肤非常娇嫩，角质层薄，黏膜血管丰富，酒精很容易透过皮肤被吸收，从而导致酒精中毒。所以一定要注意了，不要随意用酒精给孩子降温。

孩子退烧了，淋巴结还是有点肿怎么办

临床过程中，有不少家长反映：孩子吃了几天的抗炎药后，热退了，炎症也下去了，可颈下、后脑勺或耳后的淋巴结依然肿大，该怎么办？

◉ 中成药六神丸外敷

用白开水或醋将六神丸溶化调成泥状，外敷在淋巴结肿大的地方，每天 2 次，一般 3~5 天就能消肿。六神丸主要由牛黄、麝香、蟾酥、雄黄、冰片、珍珠这六味药组成，具有清热解毒、消肿止痛的功效。

◉ 金银花、蒲公英、马齿苋等外敷

如果孩子皮肤过敏，可用清热解毒的金银花、蒲公英、马齿苋等中药，任选其一，取 10 克左右煎成浓汁，用一块医用的消毒棉布蘸取浓汁，外敷在孩子肿大的淋巴结下，一天 2 次，每次外敷 1 小时，一般 3~4 天肿大的淋巴结就会变小、变软，直到慢慢消失。外敷的方法比较安全，许多家长反映效果不错。

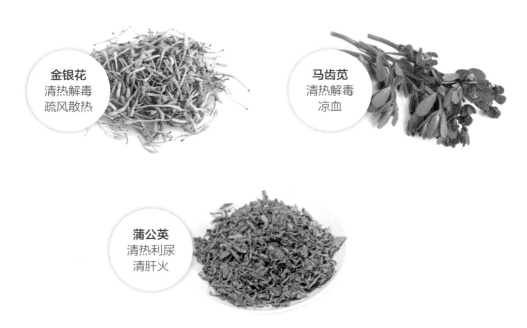

金银花
清热解毒
疏风散热

马齿苋
清热解毒
凉血

蒲公英
清热利尿
清肝火

孩子高烧惊厥的急救方法

有些妈妈担心孩子出现高热惊厥。高热惊厥的状态很吓人，眼睛会向上翻，甚至抽搐。家长一看孩子抽搐，心都被揪住了，这给家长的心理压力很大。

◉ 发生高热惊厥不必害怕

中医认为，高热惊厥通常是因为外感风邪，内挟痰滞，热入心包经，以致气乱神昏。家长不要害怕，只要把孩子体内的邪火清掉就可以了。孩子高热惊厥时，小儿推拿可以急救，调理当以清泻心火为主。

◉ 清心经

精准取穴： 中指掌面指根到指尖成一直线。

推拿方法： 用拇指指腹从孩子中指根向指尖方向，直推心经 20~50 次。

推拿功效： 清心经有清热泻火的功效。

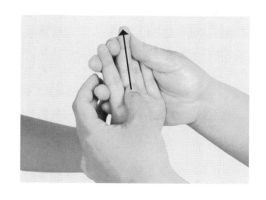

◉ 掐人中

精准取穴： 鼻唇沟的上 1/3 与下 2/3 的交界处。

推拿方法： 用拇指尖掐孩子人中穴，每分钟掐压 20~40 次。

推拿功效： 人中穴为急救休克要穴，适用于任何原因引起的孩子惊风、昏厥、休克。

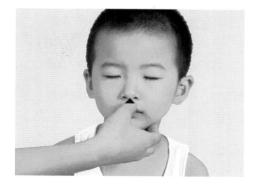

117

孩子发热，
什么情况下必须找医生

孩子普通发热和咳嗽、拉肚子一样，只是一个常见症状，说明孩子体内正气充足。但如果孩子持续高热不退，并伴有以下表现，就要引起注意了。

1
低热不退，精神萎靡

2
精神亢奋，角弓反张

孩子本来很活泼，但是发热后，变得精神不振，体温一直不超过 38.5℃，总想睡觉，这说明孩子阳气不够充足，对抗邪气时已处在劣势。这种情况需要及时找医生诊治。同时配合推拿疗法"推三关"，帮助孩子及时培补阳气。

孩子本来很乖巧，但是高热后，突然变得烦躁，不停哭闹，吃饭不香，睡觉不踏实，甚至开始说胡话，出现这些情形时家长要特别留意。孩子处在发热导致的亢奋状态，可能会引起高热惊厥，前期表现为躺着蹬腿、坐卧不安，如果不及时治疗，可能会导致角弓反张现象，即头往后仰，后背后挺，两脚绷直，就像一张反向张开的弓，即俗称的"烧抽了"。这时，必须找医生治疗。就医路上可用揉按小天心（位于手掌根部，大鱼际与小鱼际相接处）等方法帮孩子镇静安神以救急。

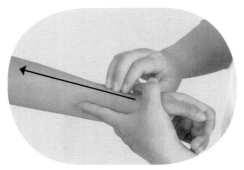

推三关：用食指和中指指腹自腕横纹推向肘横纹 20～50 次

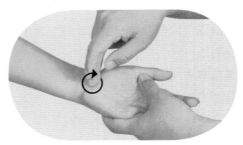

揉按小天心：用食指指腹揉按小天心 100 次

第六部分

缠人的鼻炎，
从肺论治见效快

孩子得了鼻炎，早治早见效

怎么判断孩子是被鼻炎盯上了

鼻炎是一种由病毒、细菌和过敏原等引起的鼻腔黏膜炎症，是小儿常见疾病之一，主要表现为鼻塞、鼻痒、流鼻涕、打喷嚏等症状。有些孩子会出现一种症状，有些孩子会出现多种症状，而且年龄段不同，症状表现也会不同，一旦孩子出现这些症状就要及时去医院就医。

◉ 鼻炎的常见症状有哪些

0~2岁的婴幼儿	不能完全自述症状，家长和医生可见的主要有几点： ①鼻塞，需要张口呼吸 ②鼻涕较多 ③晚上睡觉鼾声较大
3岁以上的儿童	鼻塞、打喷嚏、流清涕、流脓涕等

◉ 鼻炎的发病原因

导致小儿鼻炎的因素有多种，其中以下几个因素最常见：

感冒	孩子免疫系统尚未完善，抵抗力较差，容易感冒，导致急性鼻炎，如果不及时治疗会发展成慢性鼻炎
用药不当	当孩子出现鼻塞时，有些家长会长期使用鼻喷剂刺激孩子鼻腔，这也是小儿慢性鼻炎的诱因
过敏原	过敏性体质的孩子容易对尘螨、花粉、真菌等物质产生过敏，从而引发过敏性鼻炎。这种鼻炎药物无法治愈，所以要避免接触过敏原

感冒引起的鼻炎，掌握根本通鼻窍

由感冒或由病毒感染引起的鼻炎通常为急性鼻炎。鼻为肺之窍，孩子的肺尤其娇嫩，外界邪气很容易通过鼻部侵入孩子肺部。一旦孩子得了感冒，就很容易患上鼻炎。调理因感冒引起的鼻炎，可以用推拿的方法发散外邪，将鼻窍打通。

◉ 表现症状

这类鼻炎和感冒的症状很相似，表现为鼻塞、流清水状鼻涕、鼻痒、喉部不适等症状，但常伴有头痛，或耳朵、眼睛发痒且持续时间长。

◉ 开天门

精准定位： 眉心到前发际成一条直线。

推拿方法： 用双手固定住孩子头部，然后用拇指自下而上交替直推 100 次。

推拿功效： 祛风散邪，提神醒脑。主治孩子外感发热、鼻塞。

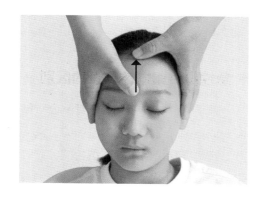

◉ 按揉外劳宫

精准定位： 手背与内劳宫相对处（内劳宫位于掌心，屈指时中指、无名指之间的点）。

推拿方法： 用拇指指腹按揉孩子外劳宫 100 次。

推拿功效： 用于外感风寒引起的鼻炎。

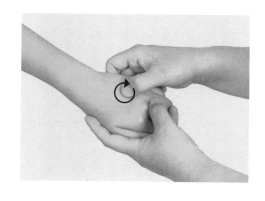

第六部分 缠人的鼻炎，从肺论治见效快

警惕急性鼻炎转成慢性鼻炎

每到秋冬和冬春换季时，来找我看急性鼻炎的孩子就特别多。总会有家长问我，究竟该怎样判断孩子到底是患了急性鼻炎还是慢性鼻炎呢？孩子得了急性鼻炎之后，又该如何调理才能避免发展成慢性鼻炎呢？

李大夫医案

当心急性鼻炎转成慢性鼻炎

邻居家的小男孩，身体看起来很结实，很少生病。后来一次到郊外游玩时着凉感冒，鼻子不通，还时常流清鼻涕。家长一开始没当回事，觉得他身体结实，发发汗肯定就会好。可后来竟然拖了一个月也不见好转，家长这才担心起来，急忙带孩子来找我。

我一检查，这哪是普通感冒，分明已经发展成为慢性鼻炎了。在感冒初期，孩子的确只有急性鼻炎，这时候家长给孩子发汗是正确的，目的是把寒气逼出来，将感冒控制在早期。但如果感冒症状还是未见消失，说明寒邪已经侵入孩子身体，这时应该带着孩子及时到医院看病，不能继续任其发展。

急性鼻炎和慢性鼻炎的区别

孩子得了急性鼻炎，一开始会频频打喷嚏，鼻涕是清水样的，而到了后期会慢慢变成黏稠的脓性鼻涕，打喷嚏、头痛这些全身性症状也会逐渐减轻。慢性鼻炎的分泌物始终是白色或者微黄色的，并且不会在短期内自行好转，孩子说起话来总是带有鼻音，闻不到气味，鼻塞的一侧常常会伴随着头痛。

另外，时间也是一个很好的判断标准，急性鼻炎在 7~14 天便可痊愈，鼻塞、流涕、打喷嚏这些症状也会逐渐消失；如果超过 2 周，症状不仅没有减退，反而加重了，那么家长就要给予高度重视，切忌任由孩子的病情继续发展。

慢性鼻炎就像狗皮膏药，但并非无法治疗

慢性鼻炎是指鼻黏膜和黏膜下层的慢性炎症，病程较长，经常持续3个月以上或反复发作。人们通常认为慢性鼻炎就像狗皮膏药一样甩不掉，较难治愈，其实只要我们了解它的发病原因，对症下药，并非无法治疗。

● 孩子为什么会得慢性鼻炎

1. 急性鼻炎治疗不及时、不彻底，导致鼻黏膜长期充血、水肿，致使鼻黏膜肥厚，纤毛功能降低，从而形成慢性鼻炎。

2. 用药不当，如长期使用血管收缩剂或大量使用抗生素等。

3. 营养不良，如缺乏维生素 A 和维生素 C，也会导致鼻黏膜肥厚，腺体退化。

4. 鼻腔内有其他疾病，如鼻窦炎、鼻息肉等更容易引发鼻炎，使鼻炎反复。

5. 自然环境。空气中的粉尘、刺激性气体、化学物质等都可能诱发慢性鼻炎。

● 慢性鼻炎如何调理

1. 及时治疗急性鼻炎，以免病情加重变为慢性鼻炎。

2. 避免长期暴露在污染的空气中，如遇空气不好需外出时要佩戴口罩。

3. 注意营养均衡，适当摄入富含维生素 A 和维生素 C 的食物，如番茄、猕猴桃、柑橘、菜花等。

苏叶生姜水 宣肺通窍

材料 苏叶 3 克，生姜 5 克。

做法

① 苏叶、生姜洗净放入锅里。

② 加适量水，盖上锅盖，大火煮沸，改小火煮 3 分钟，关火后再闷 7~8 分钟即可。

用法 苏叶熬煮时间不宜过长，用开水泡也可以。服用前，需要让孩子先吃点东西，否则元气不足，难以发汗；喝完苏叶水，孩子感觉身上热了，微微出汗，可以停服。

功效 宣肺通窍，改善慢性鼻炎。

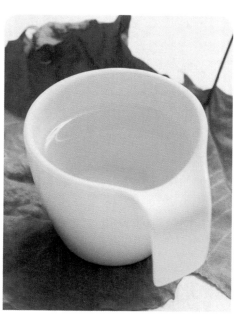

第六部分 缠人的鼻炎，从肺论治见效快

123

春季怎么做，能防过敏性鼻炎

过敏性鼻炎又被称为变应性鼻炎，是由遗传和环境因素诱发的一种鼻炎。孩子患过敏性鼻炎有两个因素：过敏体质和足够浓度的过敏原。所以想要避免过敏性鼻炎，躲避过敏原很重要。

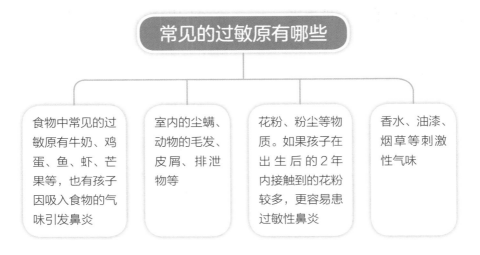

常见的过敏原有哪些

| 食物中常见的过敏原有牛奶、鸡蛋、鱼、虾、芒果等，也有孩子因吸入食物的气味引发鼻炎 | 室内的尘螨、动物的毛发、皮屑、排泄物等 | 花粉、粉尘等物质。如果孩子在出生后的2年内接触到的花粉较多，更容易患过敏性鼻炎 | 香水、油漆、烟草等刺激性气味 |

◉ 如何断定孩子患了过敏性鼻炎

一般来说，患有过敏性鼻炎的孩子会有以下几个表现：

1. 经常会在早晨睡醒时打喷嚏且连续。

2. 鼻塞的程度会因体位的变化而变化。

3. 鼻子发痒，这是小儿过敏性鼻炎非常有代表性的表现。孩子会用手揉擦鼻子，有时会做出歪口、耸鼻等动作。

4. 鼻涕为清水样，但也会因为鼻塞、感染而黏稠。

5. 年龄稍大点的孩子会出现嗅觉减退，甚至丧失。

6. 有些孩子眼眶下会出现灰蓝色暗影或褶皱。

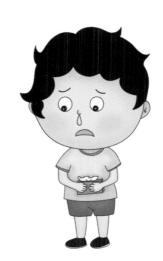

干冷季节防鼻炎，如何给房间加湿

秋冬季节，空气干冷，房间内使用加湿器可以润泽鼻腔，让鼻黏膜变得柔软，从而阻挡外界邪气侵犯。同时加湿器可以增加空气湿度，使漂浮的颗粒降落和吸附在地面，减少孩子吸入空气中的尘土，缓解鼻腔不适。另外，使用加湿器时可以加入一些预防和缓解鼻炎的中药或中成药。

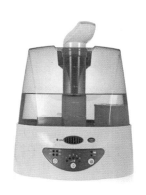

1 预防

取金银花、菊花、藿香、白芷适量，用水煎煮，然后取药汁用清水稀释后放入加湿器中。水汽不仅能湿润房间空气，还有清热解毒、芳香通窍的作用。

2 预防

取菊花、蒲公英、辛夷适量，用水煎煮，然后取药汁用清水稀释后放入加湿器中，可以缓解鼻塞、流鼻涕等症状。

3 预防

将清热解毒口服液或双黄连口服液用水稀释后放入加湿器，有助于预防或缓解鼻腔干燥。

孩子睡觉打呼噜，可能是慢性鼻炎的信号

孩子睡觉打呼噜很有可能是腺样体肥大造成的，慢性鼻炎会严重刺激腺样体，腺样体增生导致鼻塞和打呼噜，因此孩子一旦出现睡觉打呼噜的症状，一定要引起注意。

◉ 如何判断孩子打呼噜是由鼻炎引起的

慢性鼻炎的症状有很多，鼻塞、流鼻涕、嗅觉减退等都是常见症状，打呼噜只是慢性鼻炎的一个症状，但不是典型症状，如果孩子在打呼噜的同时还伴有鼻塞、流鼻涕等症状，则很有可能是慢性鼻炎引起的，需要及时就医。

◉ 如何调理

孩子长期打呼噜不但影响睡眠质量，还会导致大脑缺氧，影响智力。学龄期的孩子如果晚上休息不好，白天就会犯困，导致学习成绩下降。此外，经常张口呼吸会造成上颌向前突，影响面部发育。

针对慢性鼻炎引起的打鼾，可以按摩鼻梁两侧，直到鼻梁微微发热；也可以用食指按揉鼻孔旁边的迎香穴，每天 100 下。

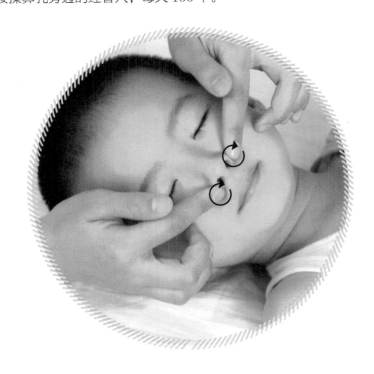

宝宝肺养好，一生体质好

鼻炎怎样治，见效快、不反复

孩子得了鼻炎，多喝水润肺利于康复

　　肺是人体最主要的呼吸器官，是人体内外气体交换的场所，肺脏不健康的人容易受邪气侵扰，出现呼吸系统方面的问题。中医认为，肺与口腔、鼻腔、皮肤、气管、毛孔是一个系统，且肺开窍于鼻。鼻子在呼吸道的最上端，具有通气和嗅觉功能，一旦鼻子出了问题就会反映给肺，而肺出现问题也会影响鼻子，因此二者相互影响，相互作用。

◉ 喝水润肺鼻才好

　　中医认为肺喜润恶燥，肺燥容易伤津，会造成口鼻干燥，而充足的水分有利于肺部健康，从而缓解鼻腔干燥、鼻塞、流鼻涕等症状。所以得了鼻炎要多喝白开水，尤其是晨起后。经过一夜睡眠，皮肤蒸发、口鼻呼吸、排尿会让身体流失不少水分，此时补充水分可以及时改善口腔、鼻腔、肺部干燥问题。其次，也可以让孩子多吃一些新鲜蔬果。蔬果中有丰富的维生素和矿物质，不仅能增强孩子抵抗力，还能滋阴润燥、生津止渴。如梨、柑橘、甘蔗等都是不错的选择。

> **这些问题家长最关心**
>
> **问** 孩子口渴了才需要喝水吗？
>
> **答** 随着生活节奏加快，很多人都是口渴了才喝水，以致出现口鼻干燥、嘴唇干裂的情况，其实这已经表明肺受到了伤害。所以一定要及时提醒孩子喝水，不要等口渴了才喝。

◉ 温开水虽好，也要控制好量

　　孩子肾脏的生理功能发育不成熟，无法将过多的水及时排出，从而蓄积在血液中导致钠离子被过分稀释，低血钠会引起水中毒，进而影响脑部活动。所以，在给发热的孩子补充水分时，不可过于频繁，量也不宜太多。

扁豆党参粥，益气固表治鼻炎

当孩子由急性鼻炎转变成慢性鼻炎后，往往会变得迁延难愈。慢性鼻炎虽然比较顽固，但并不是不能医治。调理慢性鼻炎，重点在于增强孩子的免疫力。

◉ 慢性鼻炎是如何形成的

中医认为，孩子慢性鼻炎的形成多因脾胃虚弱、肺气不足，卫表不固，令风寒等邪气乘虚入侵。肺开窍于鼻，久之必伤及鼻窍，就会患上慢性鼻炎。《灵枢·百病始生》中说："此必因虚邪之风，与其身形，两虚相得，乃客其形。"也就是说，人体的正气不足是慢性疾病产生的内在缘故，卫表不固，给了外邪侵入的时机，因而就会产生疾病。所以，调理孩子慢性鼻炎，健脾益肺很重要。

◉ 白扁豆、党参、大米煮粥，健脾益肺，改善慢性鼻炎

白扁豆有健脾化湿、补气的功效，党参可健脾益肺、补中益气，大米可健脾和胃、补中益气，三者一起煮粥，健脾益肺之力较佳，能帮助孩子增强免疫力，改善慢性鼻炎。

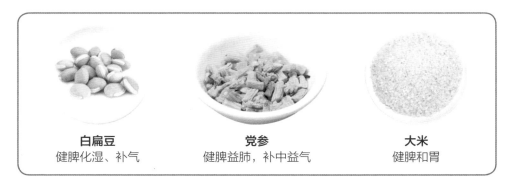

白扁豆	党参	大米
健脾化湿、补气	健脾益肺，补中益气	健脾和胃

扁豆党参粥 健脾益气，调理鼻炎

材料　白扁豆 20 克，党参 5 克，大米 50 克。

做法　先将扁豆、党参一同煎煮 30 分钟，去渣取汁，加大米一起熬煮，煮熟调匀即可。

用法　每天 2 次，空腹食用。

功效　健脾、益气、固表。可调理慢性鼻炎，缓解遇冷遇风后出现喷嚏、鼻塞、流涕等症状。

蒜 + 醋，通气理肺，缓解小儿鼻炎

中医认为，大蒜味辛，有发散、行气、行血的功效，可以用来调理表证和气血阻滞的症状；而醋酸味较重，有收敛固涩、温中健胃、消食理气的作用，而且二者都能杀菌。将大蒜泡在醋中，用闻嗅的方式，使气味通过呼吸进入孩子鼻腔，既能杀菌，又有利于鼻腔通气。

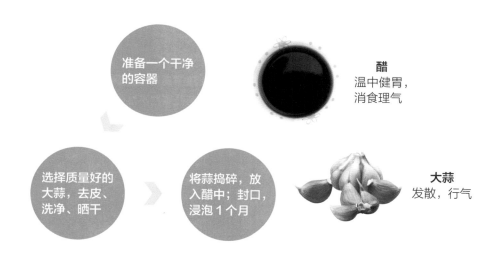

准备一个干净的容器

醋
温中健胃，消食理气

选择质量好的大蒜，去皮、洗净、晒干

将蒜捣碎，放入醋中；封口，浸泡1个月

大蒜
发散，行气

● 醋泡蒜可以缓解鼻炎，但需要注意

用此方法给孩子缓解鼻炎时，最开始不要将容器的口掀得太大，避免刺激性气味过大，让孩子感到不舒服。

李大夫
医案

蒜 + 醋，缓解孩子鼻炎效果好

朋友家 5 岁的孩子有过敏性鼻炎，吸到冷空气就容易流鼻涕、打喷嚏，冬天出门必戴口罩。每次鼻炎发作，孩子鼻子都擦红了，家长看着也很心疼。我问朋友，孩子是不是经常鼻痒、鼻塞，流清水样鼻涕，早上起床爱打喷嚏，眼眶下有灰蓝色暗影或褶皱？朋友说是这样。我建议用醋泡蒜的方法试一试。于是朋友泡了一瓶，每天让孩子随时闻闻，过了一段时间，鼻塞和流鼻涕的症状明显减轻了。

中药熏鼻 + 敷鼻，肺气一通鼻窍就通

冬季冷风一吹，很多患鼻炎的孩子就会出现鼻塞症状，甚至会感到头痛。不妨用中药熏鼻试一试，效果很好。

◉ 苍耳子、薄荷、辛夷熏鼻法

苍耳子和辛夷味辛性温，归肺经，可以通鼻窍、散风寒。二者同用，有助于宣肺通窍，对多种病菌都有抑制作用。薄荷能解热、抗炎、镇静，三者配合，清火通窍的效果尤佳。具体做法如下：

取苍耳子、薄荷、辛夷各 20 克，用水煎沸；趁热将药液放在孩子鼻下，让孩子自然吸入药液蒸汽。每天 1 ~ 2 次，每次持续 10 ~ 15 分钟，连续 1 周。注意不要烫伤孩子。

◉ 苍耳子、薄荷、辛夷敷鼻法

热敷可以给鼻腔加湿，让鼻黏膜变得湿润，促进鼻腔污物排出，清洁鼻腔；同时还能扩张血管，改善鼻腔局部血液循环，有利于呼吸，非常适合鼻炎发作早期，尤其适用于儿童。具体方法如下：

取苍耳子、薄荷、辛夷各 20 克，用水煎沸；用干净毛巾蘸取药液，敷在孩子鼻翼两侧。每天 3 次，每次 5 ~ 10 分钟。

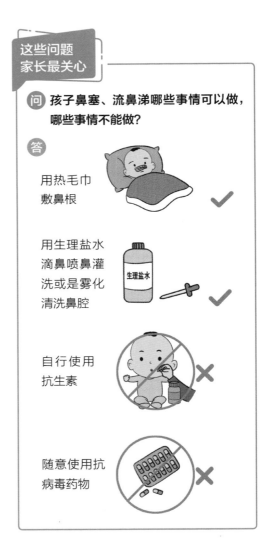

这些问题家长最关心

问 孩子鼻塞、流鼻涕哪些事情可以做，哪些事情不能做？

答

用热毛巾敷鼻根 ✓

用生理盐水滴鼻喷鼻灌洗或是雾化清洗鼻腔 ✓

自行使用抗生素 ✗

随意使用抗病毒药物 ✗

宝宝肺养好，一生体质好

简单几招鼻部按摩，鼻炎不反复

控制鼻炎复发，最简单有效的方法当属鼻部按摩。长期坚持下来，孩子自身的抵抗力也会提高，自然就能抵御鼻炎侵袭。

◉ 推鼻通

精准取穴： 位于迎香穴上方，也就是鼻翼外缘中点旁开0.5寸，鼻唇沟上端尽头。

推拿方法： 双手中指指腹从印堂穴推搓至鼻通穴，如此往返30次。

推拿功效： 宣通鼻窍。

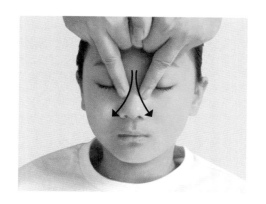

◉ 按揉迎香

精准取穴： 鼻翼外缘，鼻唇沟凹陷中。

推拿方法： 用两手食指指腹按揉双侧迎香穴，连做8次。

推拿功效： 疏散风邪，通利鼻窍。

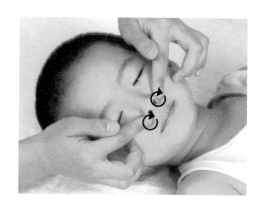

◉ 揉素髎

精准取穴： 在鼻尖的正中央。

推拿方法： 用中指指端揉素髎穴50次。

推拿功效： 缓解鼻炎引起的鼻塞流涕。

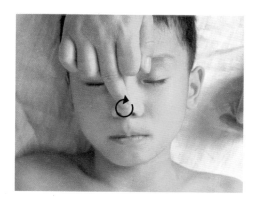

玉屏风口服液，防治鼻炎的特效妙药

肺气不足的孩子，若想预防鼻炎，可以遵医嘱服用玉屏风口服液。该药有助于抵御外邪侵入孩子肺部。

玉屏风口服液，防治鼻炎有特效

邻居家 4 岁的小孩洋洋从公园回来后就开始打喷嚏、流鼻涕，家长以为是感冒了，吃了些小儿感冒颗粒之类的药，但症状一直不见好，随后鼻塞、头痛的症状也出现了。

我问孩子妈妈，这种情况持续多长时间了？孩子妈妈说半个月左右。根据症状，我推荐了玉屏风口服液。孩子服用三四天后，鼻塞、打喷嚏、流鼻涕等症状都有所改善。

◉ 玉屏风的主要成分和功效

玉屏风的主要成分是黄芪、白术和防风。其中黄芪有益气固表的功效，为君药；白术健脾益气，辅助黄芪有固表止汗的功效，为臣药；防风可以祛除风邪，为佐使药。三者合用，益气固表止汗效果好，适用于肺气虚弱引起的感冒、多汗、过敏性鼻炎、上呼吸道感染等。

◉ 玉屏风怎么用

市面上有玉屏风散、玉屏风颗粒、玉屏风丸、玉屏风口服液等，儿童服用方便。服用时要严遵医嘱，或参照药物说明书。

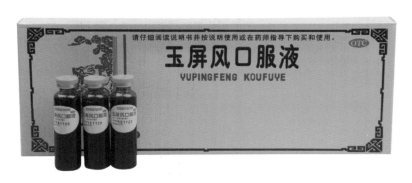

治疗黄金期别错过，谨防鼻炎并发症

鼻炎的特点是寒、虚，气温骤降、天气转寒时容易发作或加重，属于"冬病"。比如夏天空调温度过低时鼻炎容易发作；秋季和冬季天气寒冷时，鼻炎也容易发作。另外，冬天阴盛阳衰，孩子体质状态相对较差，对治疗反应缓慢、迟弱。

春夏季节，气温升高，阳气充沛，气血通畅，孩子体质状态良好，鼻炎病情相对秋冬季节而言较缓，是治疗鼻炎的最佳时机，能够有效防止鼻炎在秋冬季节复发或加重。

◉ 鼻炎并发症有哪些

鼻炎如不及时治疗会引起多种并发症，严重危害人体健康。

鼻腔炎症由鼻窦开口向鼻窦内蔓延，很容易引发急性鼻窦炎。

人体五官相通，鼻炎会引起中耳炎、扁桃体炎、咽喉炎等，甚至眶内感染。

鼻子和肺相互影响，如果鼻炎得不到及时治疗，会使肺功能发生异常，从而引起咳嗽、气喘等症状。

◉ 多锻炼，多晒太阳，少吹空调

让孩子养成早睡早起的习惯，积极参加户外活动，锻炼身体，增强体质。

冬天多晒太阳，及时给孩子增添衣物，防寒保暖。晒太阳温阳又散寒，可以每天带孩子晒太阳 1~2 小时。晒太阳时可背对太阳，感受太阳光晒在头顶和后背温热而舒服的感觉。

夏天少吹空调，注意保护孩子的腹部，避免受凉。户外活动时避免太阳直射，多喝水，出汗后用温水洗澡，同时也要防止暑热，可服用一些解暑的食物，如绿豆汤、梨等，与温性食物的比例是 3:7，不要过多。

> **专家提醒**
>
> **孩子得了鼻炎，饮食上要注意什么？**
>
> 维生素 C 能缓解鼻炎症状，可以给孩子多吃芥菜、菜花、苦瓜、猕猴桃、草莓、柑橘等富含维生素 C 的蔬果。但对某些蔬果过敏者应避免食用。

盘点临床常见鼻炎防治误区

误区 1 鼻炎是小事

鼻炎是小儿常见病症之一，很多家长认为鼻炎是小事。其实鼻炎的危害很大，严重时会导致嗅觉减退、头晕、记忆力衰退，更重要的是它会引发哮喘、中耳炎等并发症。所以一定不可轻视鼻炎。

孩子得了鼻炎，很多家长会在家随便给孩子用药。其实鼻炎有很多种，症状和治疗方法可能都有区别，如果没有分清是哪种鼻炎就随便用药，会造成症状反反复复。另外，很多家长会给孩子使用各种鼻滴药物，这些药物短时间内使用有效，但长时间使用会让孩子依赖药物，从而导致药物性鼻炎。

误区 2 随便服用药物

误区 3 把鼻炎当感冒

因为鼻炎的常见症状是流鼻涕、打喷嚏、鼻塞，所以很容易让人误以为是感冒的症状，于是给孩子服用感冒药，等服用一段时间后不见效，又换药吃。这样会延误鼻炎的治疗，给治疗增加难度。

很多家长认为过敏性鼻炎就是打喷嚏、流鼻涕，过后和健康人一样，所以不需要治疗。其实过敏性鼻炎发作时，免疫系统处于亢进状态，如果盲目硬抗，长此以往，会导致鼻黏膜损伤严重。所以患有过敏性鼻炎，尤其是急性发作期，应积极就医，配合治疗。

误区 4 过敏性鼻炎不用治

第七部分

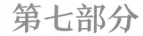

养肺润肺好食材，
孩子常吃身体棒

肺以通为补，以润为养

补肺就是要保证气机运行通畅

说起"补"，在人们的传统印象中，应该是吃一些非常有营养的滋补食物，比如人参、鹿茸之类，似乎不这样就不能称为"补"。但实际上，不同脏腑的功能特性不同，补的方式也各异，不能一味追求"大补"。

前面讲过，肺主气，肺的主要功能就是主气主宣降，所以补肺就是要帮助肺维护好它的功能，保持气机运行通畅。如果吃多了传统意义上的滋补食物，如羊肉、龙眼等，不仅不利于肺的健康，还会因为这些食材滋腻，阻碍气机的运行，使肺功能更差。

那么，什么样的食物适合肺呢？一些具有宣肺通络功能的食物就很合适。这些食物一般性质平和，对肺脏有温和的保养作用。

性质平和的食物更适合肺

肺为娇脏，而小儿的肺尤其娇嫩，凡大寒大热的食物都会伤害肺脏。肺喜润恶燥，如果给孩子吃大热的食物，就容易使滋润肺的阴液不足，从而灼伤肺脏。一旦缺少滋润，就很容易感染外邪而生病。

大寒的食物容易损伤肺气，大家可能都有这样的经验，夏天天气炎热，孩子往往贪凉，经常会吃许多冷饮、冰镇西瓜等，这时候如果突然降温，或者夜晚着凉，孩子就容易感冒、发热。这是因为寒凉的食物使体内形成了"内寒"，损伤肺气，导致肺卫不固，遇到天气变化，"内寒"和"外寒"相勾结，寒邪就会马上冲破肺脏薄弱的防守，使孩子生病。

因此，对于肺脏这位"娇小姐"，一定要温和对待，日常饮食应该讲究平和，以平性及偏凉、偏温的食物为主。如银耳、莲藕、百合、荸荠等，这些食物能够宣肺化痰、疏通经络，利于肺脏保健。

养肺要润，白色食物最润肺

在中医学中，有五色入五脏的说法，不同颜色的食物，对不同的脏腑有特殊的保养作用。其中，红色补心，绿色养肝，黄色益脾，白色润肺，黑色补肾。与肺相对应的是白色食物，比如莲藕、冬瓜、银耳、雪梨、百合一类，这些食物也多是平性偏凉的食物，有很好的滋阴润燥作用。

● 为什么白色食物可养肺

白色食物，顾名思义，就是表面是白色的食物，或者有些食物虽然表面是其他颜色的，但剥开外皮，食用部分是白色的。白色食物偏重于行气，所以，非常有益于肺脏。下面介绍几种常见的白色食物，在孩子的饮食中可以经常使用。

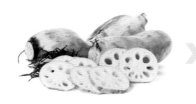

莲藕：润肺清热
莲藕是秋季的应季食材，非常适合润秋燥。莲藕含有丰富的蛋白质和膳食纤维，不仅可以润肺清热，对胃肠功能也有很好的促进作用。但是生莲藕性寒，不能多吃，给孩子吃可以焯一下再凉拌，或者炒着吃，做成莲藕汤也是很好的选择。

冬瓜：润肺养肺
冬瓜含有丰富的维生素和矿物质，适合在冬季润肺养肺，增强呼吸系统抵抗力。与莲藕一样，生冬瓜也是寒性食物。煮熟的冬瓜，寒性已经减弱，可以日常食用。但是，脾胃虚弱、容易腹泻的孩子不宜常吃冬瓜。

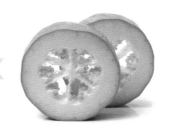

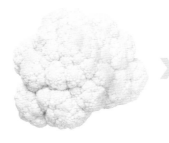

菜花：增强抵抗力，预防感冒
菜花属于十字花科蔬菜，是抗癌明星。它的类黄酮含量很高，对于孩子来说，可以帮助他们预防感冒。菜花中的蛋白质、膳食纤维也丰富，而且这些营养素很容易消化吸收。菜花性质偏凉，可以炒着吃，或者焯熟后凉拌，孩子一般都适合吃。

肺与大肠相表里，养肺要保持大便通畅

中医经常说"肺与大肠相表里"。那么，表里究竟是一种什么状态呢?

肺和大肠就像一对夫妻

表里是一种关系，就好像夫妻，丈夫主外，妻子主内。肺为里，为妻；大肠为表，为夫。肺与大肠在病理的相互影响，表现为肺失宣降和大肠传导功能失调。

中医称大肠为"传导之官"，是水谷精微运化转输后，糟粕储存传导的地方。大肠与排便有关，如果孩子大便不顺畅或无力排出，实际上是气出了问题。这个气就是肺气，肺气下达于大肠，能够有节奏地推动糟粕沿着大肠管道向下传导。所以，有咳嗽、哮喘等肺部不适的孩子，中医常用通大便的方法调理。

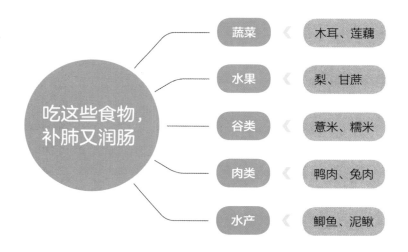

吃这些食物，补肺又润肠

蔬菜	木耳、莲藕
水果	梨、甘蔗
谷类	薏米、糯米
肉类	鸭肉、兔肉
水产	鲫鱼、泥鳅

李大夫
医案

因肺虚引起的便秘，不宜清热泻火

一位家长带着 6 岁的男孩来看病，说是便秘，去医院看了没好。我观察了一下孩子，他总是流清涕，还一直咳嗽、气喘。家长说，前家医院的大夫说孩子便秘是因为上火了，然后开了几服清热泻火和通便的药，并让给孩子吃一些凉性的水果。谁料想，吃完药，孩子不但大便没通，还老说肚子痛。

我顿时明白了，给孩子做了诊断：便秘是肺气虚引起的，补肺才是合理的思路。我给孩子开了补肺的中药。经过 1 周的调理，孩子便秘的症状改善了，也不再咳喘了。

宝宝肺养好，一生体质好

莲藕鸭肉汤

材料　鸭肉 150 克，莲藕 100 克。

调料　姜片、葱段各适量，盐 2 克。

做法

① 鸭肉洗净，斩小块，焯一下；莲藕洗净，去皮，切成片。

② 锅置火上，倒入适量清水，放入鸭块、莲藕片、姜片、葱段，大火烧开，转小火煲 2 小时，撇去浮油，加盐调味即可。

功效　莲藕与鸭肉搭配，滋阴润肺、健脾补胃效果更佳。

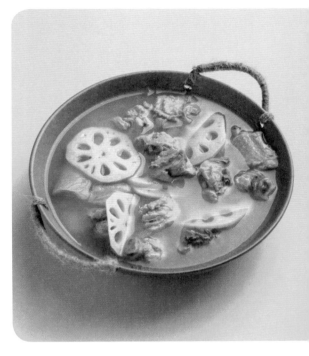

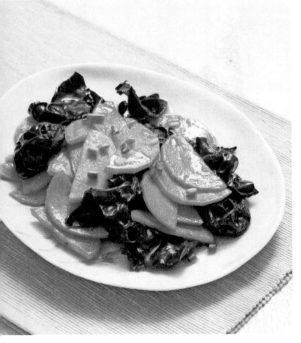

胡萝卜炒木耳

材料　胡萝卜 250 克，水发黑木耳 50 克。

调料　葱花、盐各 3 克。

做法

① 胡萝卜洗净，切片；水发黑木耳择洗干净，撕成小朵。

② 锅置火上，倒油烧至七成热，加葱花炒香，放入胡萝卜片翻炒。

③ 加木耳和适量清水烧至胡萝卜片熟透，用盐调味即可。

功效　胡萝卜可健脾益肺，搭配木耳烹调具有润肠通便、清热解毒的效果。

第七部分　养肺润肺好食材，孩子常吃身体棒

特效养肺润肺食物

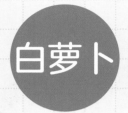

白萝卜 润肺止咳
功效佳

白萝卜又名莱菔，是一种常见的蔬菜，略带辛辣。李时珍称之为"蔬中最有利者"，食疗和药用皆佳。"冬吃萝卜夏吃姜，一年四季保健康"等谚语广为流传。

性味归经	适合年龄	哪些孩子不宜吃
性平，味辛、苦；归脾、肺经	6个月以上	脾虚泄泻者

白萝卜，润肺止咳效果好

中医认为白萝卜具有润肺止咳、消食行滞的功效。孩子经常食用白萝卜有润喉理气、止咳化痰、帮助消化的功效，对咳嗽、咳痰、呼吸困难等有食疗功效。

如何选购新鲜白萝卜

购买白萝卜时，挑选颜色白净、肉质坚实的白萝卜。体型较小的味道好，水分多，体型过大的白萝卜口感干硬。

这样搭配更养肺

白萝卜 + 山药 ‣ 润肺化痰

白萝卜 + 牛肉 ‣ 健脾益肺

这样吃，对肺好

将白萝卜制成炖盅灌入蜂蜜，清蒸炖制，常食可预防孩子秋冬季咳喘。但1岁以下孩子不能食用蜂蜜。

宝宝肺养好，一生体质好

白萝卜山药粥

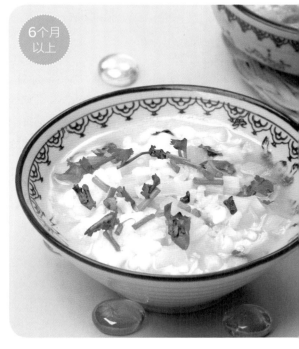

6个月
以上

材料 白萝卜50克，山药20克，大
米40克。

调料 香菜末4克，盐、香油各1克。

做法

① 白萝卜洗净，去皮，切小丁；山药
去皮，洗净，切小丁；大米洗净，
浸泡30分钟。

② 锅置火上，加适量清水烧开，放入
大米，用小火煮至八成熟，加白萝
卜丁和山药丁煮熟，加盐调味，撒
上香菜末，淋上香油即可。

功效 白萝卜润肺化痰，山药补脾胃功
效佳。两者煮粥食用，呵护孩子脾肺。

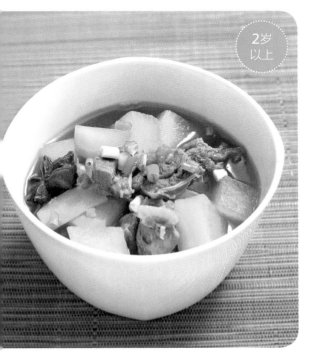

2岁
以上

萝卜炖牛腩

材料 牛腩150克，白萝卜200克。

调料 料酒、酱油各5克，葱末、姜片
各10克，盐3克，大料2个。

做法

① 牛腩洗净，切块，焯烫，捞出；白
萝卜洗净，去皮，切块。

② 砂锅置火上，放入牛腩块、酱油、
料酒、姜片、大料和适量清水，大
火烧沸后转小火炖2小时。

③ 加入白萝卜块，继续炖至熟烂，放
入盐拌匀，撒上葱末即可。

功效 白萝卜补益肺气，牛肉健脾胃。
两者搭配，有很好的健脾益肺功效。

第七部分 养肺润肺好食材，孩子常吃身体棒

141

山药

**养肺健脾
防咳喘**

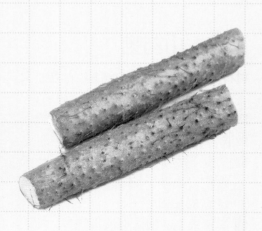

山药又名淮山、薯蓣，肉质洁白细腻、质地柔滑鲜嫩，既可做主粮，又可做蔬菜。据古籍记载，多吃山药有"聪耳明目""不饥延年"的功效，对人体健康很有益处。

性味归经	适合年龄	哪些孩子不宜吃
性平，味甘；归脾、肺、肾经	6 个月以上	身体燥热、便秘的孩子

山药，孩子健脾补肺的上品

山药是著名的药食两用之物。《神农本草经》将山药列为上品，给予山药很高的评价，称其"主伤中，补虚羸，除寒热邪气，补中，益气力，长肌肉"。常给孩子吃山药，不但健脾补肺的效果好，还有增强免疫功能，促进胃肠运动的作用。

怎样选购鲜山药和干山药

鲜山药含淀粉较多，挑选时要用手掂一下重量，大小相同的山药，较重的更好。同时，注意观察山药的表面，不要有明显的瘢痕（烂斑、虫斑、伤斑等）。要着重看山药的断面，肉质呈雪白色说明是新鲜的，若呈黄色，甚至有黑点，就不是新鲜山药。

干山药一定要去正规中药店购买，品质比较有保障。

这样搭配更养肺

山药 + 蓝莓 ▸ 健脾益肺，促消化

山药 + 红枣 ▸ 暖脾胃，养肺

这样吃，对肺好

山药和小米一起搭配煮粥，可以健脾益肺，促进消化。

蓝莓山药

材料 蓝莓酱 10 克，山药 150 克。

做法

① 山药洗净去皮，切成长短一致的条。

② 山药条放锅中，大火蒸熟，取出冷却后装盘。

③ 蓝莓酱略加水稀释，淋在山药条上即可食用。

功效 山药养肺肾，蓝莓健脾肺，两者一起食用可以增强免疫力，促进消化吸收。

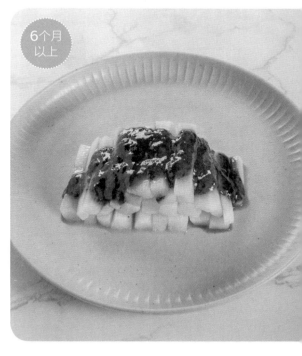

6个月以上

山药红枣羹

材料 山药 150 克，红枣 30 克。

调料 白糖、水淀粉各适量。

做法

① 山药去皮，洗净，切小丁；红枣洗净，去核，切碎。

② 锅置火上，倒入适量清水烧开，放入山药丁大火烧开，转小火煮至五成熟，下入红枣碎煮至熟软，加白糖调味，用水淀粉勾芡即可。

功效 健脾益胃，帮助消化；培补肺气，增强免疫力。

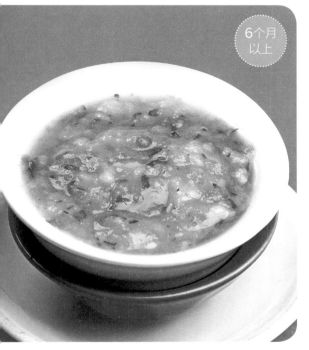

6个月以上

第七部分 养肺润肺好食材，孩子常吃身体棒

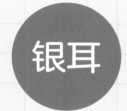

银耳
熬粥炖汤
养阴润肺

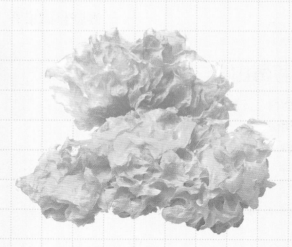

银耳是很好的滋补品，用它做成的汤羹，滋味甜美，孩子都喜欢吃。

性味归经	适合年龄	哪些孩子不宜吃
性平，味甘；归肺、胃经	1岁以上	风寒咳嗽、便溏腹泻者

银耳可润肺养肺阴

中医认为银耳"清补肺阴，滋液，治劳咳"，有润肺、养肺阴的作用。

如何选购优质银耳

优质银耳朵形硕大，质地蓬松，肉质肥厚，间隙均匀，没有杂质、黑斑。

这样搭配更养肺

银耳 + 红枣 ▸ 健脾益气，养阴润肺
银耳 + 山药 ▸ 健脾润肺，益气生津

这样吃，对肺好

做银耳羹、银耳粥。将银耳制成银耳羹或银耳粥，甜甜滑滑的味道很适合孩子吃，更有利于消化。

宝宝肺养好，一生体质好

红枣银耳羹

材料 干银耳 10 克，红枣 30 克。

调料 冰糖 5 克。

做法

① 银耳用温水浸泡 30 分钟，去蒂，撕小朵；红枣洗净，用温水浸泡 30 分钟。

② 锅中加适量清水，放入银耳，大火煮开后转小火，煮至银耳开始发白，加入红枣，小火炖 30 分钟。

③ 待银耳变得黏软、红枣味儿开始渗出，加入冰糖，搅拌均匀即可。

功效 红枣暖养脾胃，银耳滋阴润肺。

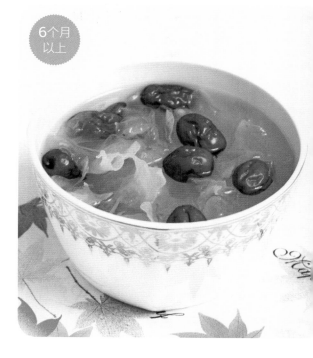

6个月以上

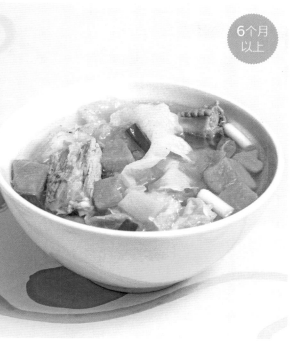

6个月以上

银耳木瓜排骨汤

材料 猪排骨 250 克，干银耳 5 克，木瓜 100 克。

调料 盐 3 克，葱段、姜片各适量。

做法

① 银耳泡发，洗净，撕成小朵；木瓜去皮、去籽，切成滚刀块；排骨洗净，切段，焯水备用。

② 汤锅加清水，放入排骨、葱段、姜片同煮，大火烧开后放入银耳，小火慢炖约 1 小时。

③ 把木瓜放入汤中，再炖 15 分钟，调入盐搅匀即可。

功效 可滋补生津、益气养血。

第七部分 养肺润肺好食材，孩子常吃身体棒

145

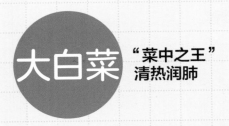

大白菜 "菜中之王" 清热润肺

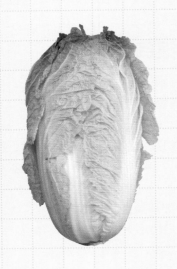

大白菜又名菘菜、百财，俗话说"百菜不如白菜"，因其含有丰富的钙、锌、硒等矿物质，味美鲜嫩，与许多食物都能搭配烹调。孩子常食大白菜，可以起到很好的健脾补肺的作用。

性味归经	适合年龄	哪些孩子不宜吃
性凉，味甘；归肺、胃、大肠经	6个月以上	脾胃虚寒、腹泻的孩子

大白菜，肺热咳嗽有助益

大白菜不仅含水量高、口味鲜美，而且具有很高的药用价值。《滇南本草》中称其"主消痰，止咳嗽，利小便，清肺热"，对小儿肺热咳喘、清热化痰有很好的辅助疗效，孩子日常多食用也可滋阴润燥、健脾养胃。

怎样选购大白菜

1. 尽量挑选以白色为主、个头大、可食用叶茎较多并新鲜的大白菜。

2. 把大白菜放在手里掂一掂，好的大白菜会有一种比较沉实的手感，这种大白菜结实、味甜。

这样搭配更养肺

大白菜 + 醋 ▸ 清肺开胃

大白菜 + 豆腐 ▸ 止咳化痰

这样吃，对肺好

大白菜叶茎较粗大，可将其洗净撕成小条或切成小块，与鸡蛋液同煮，做成大白菜鸡蛋汤，不仅方便孩子吞食，还可以润肺止咳、补充蛋白质。

醋熘白菜

材料 白菜帮 100 克。

调料 葱丝、姜丝、蒜末各 2 克，醋 3 克，白糖、盐各 1 克，水淀粉少许。

做法

① 白菜帮洗净，切块。

② 锅内倒油烧热，爆香葱丝、姜丝、蒜末，倒入白菜块翻炒至变软。

③ 放盐、白糖和醋翻炒均匀，用水淀粉勾芡即可。

功效 大白菜润肺健脾，搭配醋增进孩子食欲，促进消化。

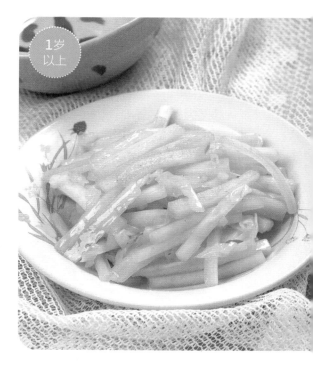

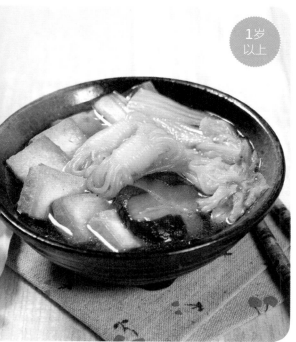

白菜暖锅

材料 白菜 50 克，老豆腐 30 克，香菇、魔芋丝各 10 克。

调料 生抽 3 克。

做法

① 魔芋丝用开水焯一下；白菜洗净，切段；香菇洗净，去蒂，切十字花；老豆腐切片，放入锅中加少油略煎一下。

② 砂锅内加适量水，加入生抽，大火煮开后码入煎豆腐、魔芋丝、香菇煮 5 分钟，放上白菜，盖上锅盖煮熟即可。

功效 此菜可帮助孩子化痰消积、止咳理气，润肺效果佳。

第七部分 养肺润肺好食材，孩子常吃身体棒

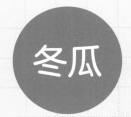

冬瓜

养肺气，祛脾湿

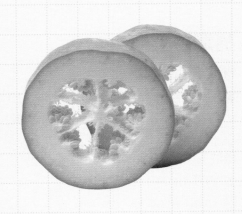

冬瓜形状长而圆，像人睡眠的枕头，所以也称为枕瓜。冬瓜中含有维生素C以及亚油酸、不饱和脂肪酸等多种营养物质，孩子常食冬瓜可帮助排出体内多余的水分、湿热，有助于孩子祛脾湿、健脾胃，增强肺功能。

性味归经	适合年龄	哪些孩子不宜吃
性微寒，味甘、淡；归肺、大肠、小肠、膀胱经	6个月以上	脾胃虚寒的孩子不宜多食

冬瓜，祛湿养肺利化痰

中医学认为，冬瓜可以清肺化痰、生津解毒，《滇南本草》中也记载其具有"润肺消热痰，止咳嗽"的功效。对于肺热咳嗽的孩子具有良好的辅助食疗作用。

怎样选购冬瓜

1. 观察冬瓜外表，匀称且表皮有一层粉末，皮不软、不腐烂、无伤斑为好。

2. 可以掂一下冬瓜的重量，一般重的冬瓜质量较好，瓜身较轻可能是已经变质。

3. 挑选时还可用指甲掐一下，瓜皮较硬则肉质致密，是质量较好的冬瓜。

这样搭配更养肺

冬瓜 + 排骨 ▶ 滋阴润燥

冬瓜 + 薯类 ▶ 清热解毒

这样吃，对肺好

冬瓜与少量生姜熬水，可以帮助风寒感冒的孩子补充水分，增强化痰和止咳下气的作用。

宝宝肺养好，一生体质好

清蒸冬瓜排骨汤

材料 猪排骨 100 克，冬瓜 100 克。

调料 盐 3 克，姜片、葱花各 2 克，鲜汤适量。

做法

❶ 猪排骨洗净，剁成段，放入沸水中焯透，放入大碗中；冬瓜去皮及子，洗净，切成 0.5 厘米厚的片。

❷ 锅内倒入鲜汤，加盐烧沸，放入葱花、姜片，撇去浮沫，倒入装有猪排骨的碗中，放入冬瓜片，入蒸锅蒸至猪排骨熟透，取出，撇去浮沫即可。

功效 冬瓜祛湿利尿，排骨补充蛋白质，可清肺健脾，增强孩子抵抗力。

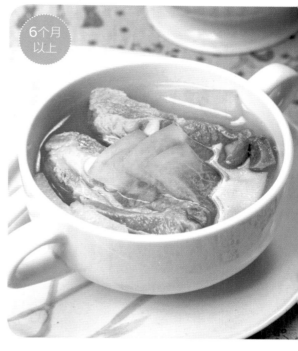

6个月以上

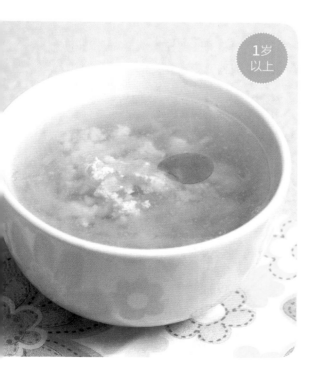

1岁以上

鸡蓉冬瓜羹

材料 冬瓜、鸡胸肉各 100 克，熟火腿 10 克，鸡蛋清适量。

调料 盐 2 克，高汤、香油各适量。

做法

❶ 冬瓜洗净，去皮和瓤，切成细丝；鸡胸肉洗净，剁成细泥，加盐和蛋清，搅拌均匀即成鸡蓉；熟火腿剁成末。

❷ 汤锅加油烧热，放入冬瓜丝，加入高汤，大火煮至冬瓜熟透转小火，将鸡蓉徐徐倒入，边倒边搅拌，关火，出锅，撒入火腿末，淋入香油即可。

功效 冬瓜润肺利尿，有助于孩子清热解毒。

第七部分 养肺润肺好食材，孩子常吃身体棒

百合

清热止咳，去肺燥

百合，又名重迈、摩罗，它不仅是一种花卉还是一种养生食材，是中医学中常用的中药。新鲜百合口感清香甘甜，干百合则药用价值极大。百合还被誉为"蔬菜人参"，适合孩子四季食用，于日常饮食中增补孩子心肺功能、提高免疫力。

性味归经	适合年龄	哪些孩子不宜吃
性微寒，味甘、微苦；归心、肺经	6个月以上	风寒咳嗽、中寒便溏的孩子

百合，润肺化痰效果好

中医认为，百合具有很好的养肺润肺、止咳平喘功效，尤其是鲜百合中的黏液，具有润燥清热、化痰生津的作用。《本草汇言》也记载百合可"养肺气，润脾燥。治肺热咳嗽，骨蒸寒热，脾火燥结，大肠干涩"。此外，百合因含有百合苷成分，还具有镇静催眠的作用。风热感冒期身体不适的孩子食用后可养阴润肺、清心安神，改善睡眠问题。

怎样选购鲜百合和干百合

1. 挑选鲜百合，应选个大且干净，外表呈玉色或淡黄色，观察有无虫斑、霉变、烂心，同时要注意新鲜百合的外层皮应是饱满无干皱的。

2. 干百合宜挑选兰州甜百合，食药兼用。纯无硫的兰州干百合闻起来有一股清香的甜味，片形呈条状，外表呈乳黄色且粗纤维少。

这样搭配更养肺

百合 + 雪梨 ▶ 滋阴润燥，润肺止咳
百合 + 银耳 ▶ 清热解毒，宁心安神

这样吃，对肺好

鲜百合可以搭配芹菜清炒，口味清淡，可养阴润肺，适合孩子食用。

雪梨百合冰糖饮

材料　雪梨 1 个，干百合 10 克。

调料　冰糖适量。

做法

❶ 将雪梨洗净，去皮去核，果肉切成小块；干百合洗净，浸泡 20 分钟。

❷ 锅内加适量清水，放入雪梨块、百合、冰糖，大火烧沸后转小火煮至百合软烂离火，待茶汤温热后即可饮用。

功效　雪梨、百合具有润肺止咳的效果，适合咳嗽的孩子食用。

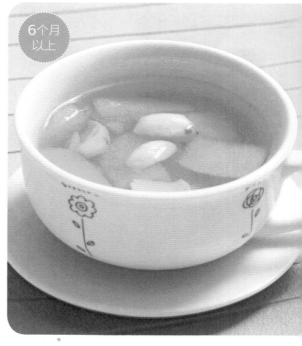

6个月以上

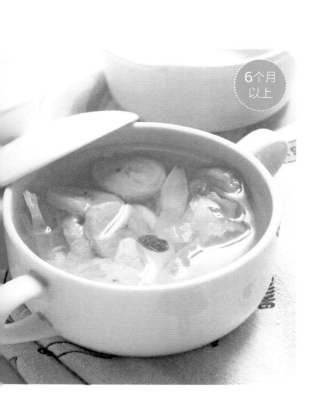

6个月以上

百合银耳炖香蕉

材料　香蕉 2 根，鲜百合 100 克，干银耳 10 克，枸杞子 5 克。

调料　冰糖适量。

做法

❶ 干银耳洗净，用清水泡开，去蒂，撕成小朵；香蕉去皮，切小段。

❷ 银耳放入炖盅中，加入适量清水，隔水炖 30 分钟，加入鲜百合、香蕉段、枸杞子、冰糖，隔水炖 30 分钟即可。

功效　百合、银耳助清肺，香蕉口感香甜，搭配食用，帮助孩子宁心安神。

第七部分　养肺润肺好食材，孩子常吃身体棒

151

雪花梨

补水润肺的"先锋"

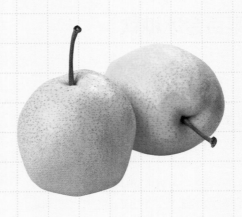

雪花梨果肉洁白如玉且细脆而嫩、汁多味美，含有大量的蛋白质、脂肪、果酸、矿物质及多种维生素等营养成分，孩子可四季食用，有助于增强孩子肺部功能，促进呼吸道健康。

性味归经	适合年龄	哪些孩子不宜吃
性凉，味甘、微酸；归肺、胃、心经	6个月以上	脾胃虚寒、风寒咳嗽的孩子

雪花梨，降火生津口味佳

雪花梨不仅滋味可口，还有较高的医用价值。古代医学名著中说，梨"生者清六腑之热，熟者滋五脏之阴"，中药"梨膏"即是用雪花梨配以中草药熬制而成的，有助于风热感冒的孩子清心润肺、利便止咳。

怎样选购雪花梨

1. 观察雪花梨的外表，要选没有斑痕、黑点、表皮光滑的。

2. 挑选梨皮细薄的，皮厚的梨则果实粗糙、水分不足。

3. 看梨脐，即梨最底部凹陷的地方，梨脐较深、周围光滑整齐、有规则的圆形者为佳品。

这样搭配更养肺

雪花梨 + 鸡蛋 ‣ 润肺化痰
雪花梨 + 生姜 ‣ 清热生津

这样吃，对肺好

雪花梨同莲藕一同放入搅拌机中加少许温水搅碎，过滤残渣后饮用，可帮助孩子滋阴润肺。

雪花梨鸡蛋羹

材料 雪花梨 50 克，鸡蛋 1 个。

调料 酸牛奶、冰糖各适量。

做法

① 梨去皮和核，洗净切薄片；鸡蛋打散。

② 将酸牛奶倒入锅中，加梨片和冰糖，小火煮；待梨煮软，冰糖融化后，关火晾凉。

③ 将鸡蛋液倒入做好的梨汁中，装入容器中，盖上保鲜膜。

④ 将其放入蒸锅中，大火蒸成羹即可。

功效 雪花梨润肺化痰，鸡蛋补充优质蛋白质，帮助孩子增强免疫力。

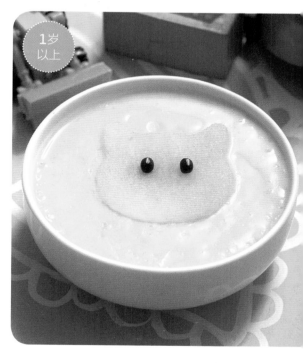

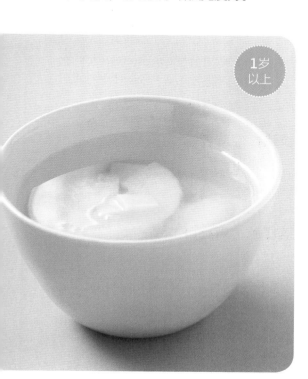

生姜梨水

材料 雪花梨 1 个，生姜 1 小块。

做法

① 雪花梨洗净，切片；生姜洗净，切小块。

② 雪花梨片、生姜块放入锅中，加入适量水，煮成汤即可。

功效 风寒感冒的孩子可用生姜发汗解表，雪花梨可助孩子润肺生津。

第七部分 养肺润肺好食材，孩子常吃身体棒

153

甘蔗

清肺热，润肠燥

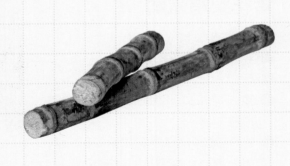

甘蔗味甜汁多，且含有大量铁、钙、磷、锰、锌等矿物质，营养丰富，故有"秋日甘蔗赛过参"一说。孩子食用甘蔗可以清热生津、润燥下气，帮助孩子强健脾胃，提高免疫力。

性味归经	适合年龄	哪些孩子不宜吃
性寒，味甘；归肺、脾、胃经	1岁以上	脾胃虚寒、胃腹寒痛的孩子

甘蔗，生津润燥助清肺

中医认为，甘蔗可滋阴养血、清热生津，《随息居饮食谱》就记述其"利咽喉，强筋骨，息风养血，大补脾阴"。针对孩子肺燥虚热、干咳少痰、胃热津伤的病症，甘蔗具有一定的食疗效果。

怎样选购甘蔗

1. 甘蔗越老越黑、越老越甜，一般挑选紫皮甘蔗时观察其表皮光亮有白霜且颜色发黑者为佳。

2. 个头选择中等粗细，节头少、较均匀的甘蔗较甜。

3. 霉变的甘蔗一般无味或稍带酒精味，切开后的断面上有红色丝状物，易中毒，应避免食用。

这样搭配更养肺

甘蔗 + 丝瓜 ▸ 润肺降燥
甘蔗 + 金银花 ▸ 清热解毒

这样吃，对肺好

甘蔗同马蹄加适量水熬煮成汤，是一款常见的饮品，孩子可日常饮用，可以帮助孩子清热降火、生津止渴、润肺去燥。

丝瓜甘蔗汁粥

材料　丝瓜、甘蔗各 100 克，大米 25 克。

做法

① 丝瓜洗净，去皮，切碎，榨汁；新鲜甘蔗榨汁，两汁混合；大米洗净。

② 将丝瓜汁、甘蔗汁倒入锅中，兑入适量水，同大米一起煮粥即可。

功效　丝瓜清热化痰，甘蔗消肿利咽，孩子食用可促进消化吸收。

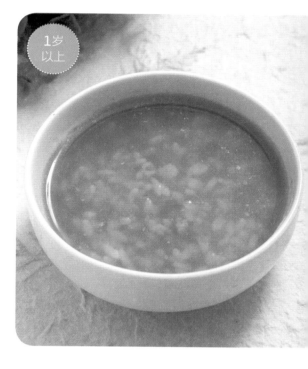

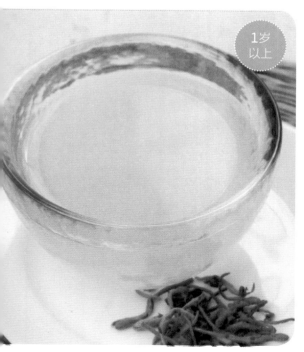

金银花甘蔗茶

材料　金银花 10 克，甘蔗汁 100 毫升。

做法

① 金银花洗净，放入锅中，加 100 毫升水煎。

② 将甘蔗汁与金银花汁混合即可。

功效　可以帮助孩子补充水分、润肺解毒。

第七部分　养肺润肺好食材，孩子常吃身体棒

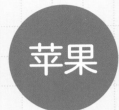

苹果

**生津止渴
润肺**

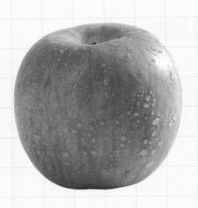

苹果又名蔡子、频果，苹果中含有维生素、果胶、抗氧化物质等营养成分，生吃或熟吃都适合。俗话说"一天一苹果，医生不找我"，孩子经常食用苹果，可以生津润肺，有很好的保健作用。

性味归经	适合年龄	哪些孩子不宜吃
性凉，味甘、酸；归脾、胃、心经	6 个月以上	胃溃疡患者、脾胃虚寒的孩子不宜多食

苹果，清肠润肺效果佳

中医认为，苹果具有益胃生津、除烦解腻的功效，《随息居饮食谱》中就写到苹果具有"润肠悦心，生津开胃"的作用。苹果含有丰富的膳食纤维和水分，日常食用能够刺激肠胃蠕动，帮助孩子健脾补胃，对肺热咳嗽的孩子有一定的食疗作用。

怎样选购苹果

1. 挑选表皮有点粗糙、个体饱满、色泽黄里透红的苹果。

2. 闻苹果的气味，应带有淡淡的清新果香味。

3. 要挑选手感沉甸甸的苹果，说明苹果水分足。

这样搭配更养肺

苹果 + 银耳 ‣ 润肺止咳

苹果 + 燕麦 ‣ 清肠排毒、润燥养肺

这样吃，对肺好

苹果可以洗净直接生食，也可把苹果碾成泥与全麦面包片做成苹果派，帮助孩子生津润燥、强健脾胃。

苹果银耳瘦肉粥

材料 水发银耳 10 克，苹果、猪瘦肉、大米各 50 克，枸杞子 1 克。

调料 盐 3 克。

做法

① 水发银耳择洗干净，撕成小朵；苹果洗净，去皮，切块；猪瘦肉洗净，切片；大米淘洗干净，浸泡 30 分钟；枸杞子洗净。

② 锅置火上，加适量清水烧开，下入大米、水发银耳煮至米粒八成熟，放入苹果块和猪瘦肉片煮熟，加枸杞子略煮，加盐调味即可。

功效 苹果与银耳搭配，润肺止咳效果更好，孩子更爱食用。

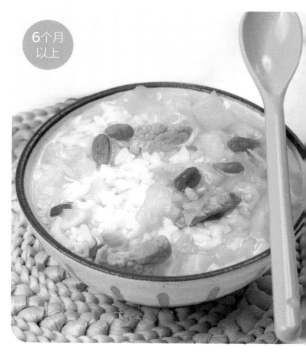

6个月以上

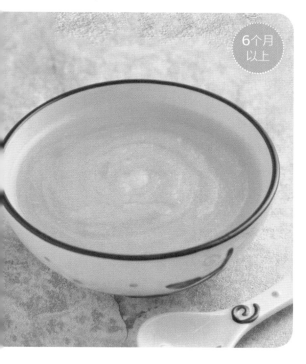

6个月以上

苹果藕粉羹

材料 藕粉 20 克，苹果 10 克。

做法

① 苹果洗净，去皮，蒸熟后用料理机打成泥。

② 藕粉放入碗中，先倒入少许凉白开，边倒水边搅匀藕粉，然后再倒刚烧开的水，边倒边搅匀至透明。

③ 将苹果泥放入冲好的藕粉中搅拌均匀即可。

功效 藕粉与苹果搭配，可健胃消食、润肺排毒。

第七部分 养肺润肺好食材，孩子常吃身体棒

香蕉

养阴润肺，益胃生津

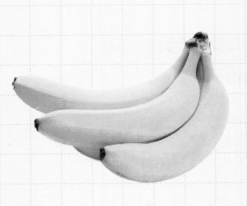

香蕉又名甘蕉、蕉子，味香且易食用，生食或炖服均可，是非常受孩子欢迎的食物之一。香蕉含有己糖、多巴胺、蛋白质、去甲肾上腺素等对人体有益的物质，有很高的营养价值，可帮助孩子生津润肺、健脾养胃。

性味归经	适合年龄	哪些孩子不宜吃
性寒，味甘；归脾、胃、大肠经	6 个月以上	脾胃虚寒、便溏腹泻的孩子不宜多食

香蕉，清脾养肺效果好

《本草求原》记载香蕉具有"止渴润肺""清脾滑肠"的功效，孩子一年四季均可食用香蕉，对肺热燥咳的孩子具有一定的食疗效果。

怎样选购香蕉

1. 香蕉表皮金黄无黑斑、完好无破损，蕉柄略青不发黑、无脱落。

2. 用手触摸香蕉，摸着有质感、厚实不软。这样的香蕉成熟度刚好，口感香甜。

3. 青色的香蕉未完全成熟，含有较多的鞣酸物质，口感坚硬涩口；蕉柄发黑或脱落则成熟较久，口感欠佳且不易保存。

这样搭配更养肺

香蕉 + 小米 ▶ 清肺润肠

香蕉 + 百合 ▶ 润肺滋阴

这样吃，对肺好

香蕉去皮压泥，加入蛋液蒸熟，做成补肺健脾的香蕉鸡蛋羹，孩子易食用。

香蕉小米粥

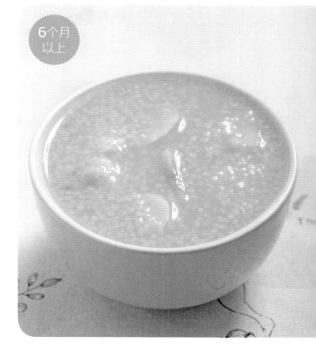

6个月以上

材料 小米 40 克，香蕉 1 根。

做法

① 小米洗净；香蕉去皮，切块。

② 锅置火上，加入适量清水，将小米倒入锅内煮粥，煮至粥快熟时，将香蕉块倒入锅中，一同煮至粥成即可食用。

功效 香蕉清肺润肠，小米富含膳食纤维，二者搭配，帮助孩子消化吸收。

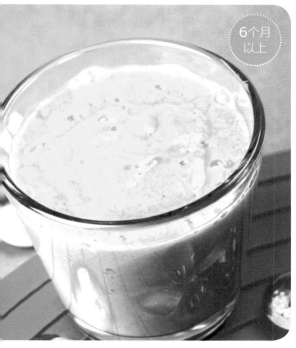

6个月以上

香蕉木瓜酸奶汁

材料 酸奶 300 克，木瓜 150 克，香蕉 1 根。

做法

① 香蕉去皮，切成丁；木瓜去皮和子，切成小块。

② 将香蕉丁、木瓜块和酸奶一起放入榨汁机搅打成汁，倒入杯中即可。

功效 滋阴润肺、养胃生津，增强孩子抵抗力。

第七部分 养肺润肺好食材，孩子常吃身体棒

葡萄

防过敏，抗肺炎

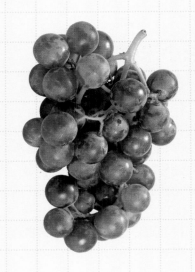

葡萄又名草龙珠、菩提子，可直接生食，亦可加工成葡萄干、葡萄汁等美味可口的食物。葡萄营养价值很高，其果肉富含葡萄糖和氨基酸，果皮富含花青素、白藜芦醇等，故有"水果之神"的称号。孩子多食葡萄可为大脑供给能量，增补肺气，提高免疫力。

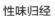

性味归经	适合年龄	哪些孩子不宜吃
性平，味甘、酸；归肺、脾、肾经	1 岁以上	阴虚内热的孩子不宜多食

葡萄，养阴润肺口味佳

葡萄具有益气补血、强壮筋骨、增益肝阴的功效，非常适合患呼吸系统疾病的孩子食用，对气血不足、肺虚咳嗽的病症有一定辅助疗效。

怎样选购葡萄

1. 新鲜葡萄表面有一层白霜，白霜越厚说明葡萄越好。

2. 宜挑选果梗新鲜、果粒饱满紧密并相对较重的葡萄，说明生长过程中营养成分充足，果实也更香甜。

这样搭配更养肺

葡萄 + 西红柿 ▸ 生津止渴

葡萄干 + 苹果 ▸ 益气润肺

这样吃，对肺好

清洗葡萄时，可于水中加入少许面粉浸泡 10 分钟，更易洗净葡萄皮上的灰尘杂质。清洗干净的葡萄与梨榨汁，强化润肺止咳的效果。

养肺食谱推荐

番茄葡萄饮

材料 番茄 200 克，葡萄 100 克、苹果 80 克。

调料 柠檬汁适量。

做法

1 番茄、苹果分别洗净，切丁；葡萄洗净，去籽。

2 将食材放入果汁机中，加适量饮用水，打好后倒入杯中，加入柠檬汁即可。

功效 帮助孩子补充水分和多种维生素，可生津润肺。

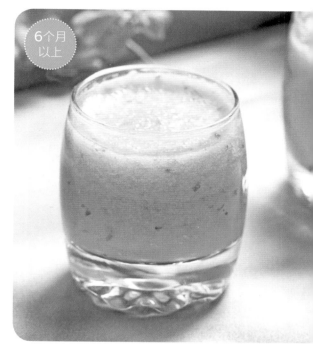

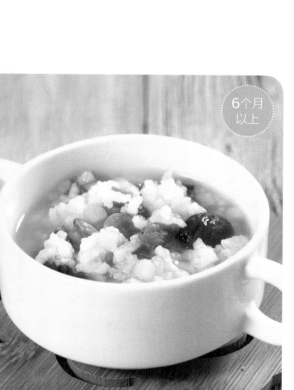

苹果红枣葡萄干甜粥

材料 大米、苹果各 100 克，红枣 6 枚，葡萄干 5 克。

调料 冰糖 5 克。

做法

1 大米洗净，用水浸泡 30 分钟；苹果洗净，去皮切丁；红枣洗净，去核。

2 锅内加适量清水烧开，加入大米大火煮开后放入苹果丁，转小火；再次煮开后，放入红枣继续煮 15 分钟。

3 加入冰糖煮至化开，撒上葡萄干即可。

功效 红枣可活血益气，苹果可润肺清肠，有助于孩子滋阴补肺。

第七部分 养肺润肺好食材，孩子常吃身体棒

161

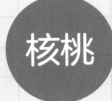

核桃

**补益肺肾
效果佳**

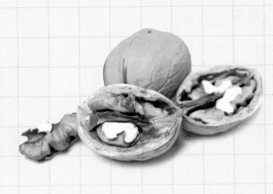

核桃自古以来就有"万岁子""长寿果"之称，核桃仁中含有锌、锰、铬等人体不可缺少的微量元素，其富含的维生素E可使细胞免受自由基的氧化损害，有很强的健脑补脑、温肺定喘的效果，特别适合孩子食用。

性味归经	适合年龄	哪些孩子不宜吃
性温，味甘、涩；归肾、肝、肺经	6个月以上	痰火积热、阴虚火旺的孩子

核桃，止咳平喘效果好

《本草纲目》就记载核桃具有"补气养血，润燥化痰""治虚寒喘嗽"的功效，中医认为其镇咳平喘作用十分明显，特别是对患有慢性气管炎和哮喘病的孩子具有辅助疗效。孩子经常食用核桃，无论是配药用，还是生吃、水煮、烧菜，都有补血养气、止咳平喘等良好功效。

怎样选购核桃

1. 看颜色，品质较好的核桃外壳颜色一般呈淡黄色，不挑选颜色过白或发黑的核桃。

2. 闻味道，新鲜的核桃闻起来有一股淡淡的木香味。

3. 掂重量，在挑选核桃的时候尽量选比较沉的，这样的核桃仁比较饱满。

这样搭配更养肺

核桃 + 红糖 ▶ 温肺定喘
核桃 + 红枣 ▶ 健脾养胃

这样吃，对肺好

把核桃仁和浸泡好的黄豆制成核桃豆浆，依孩子口味可加少许白糖调味，此款豆浆健脾润肺，年龄较小的孩子食用也可避免被核桃仁呛咳。

宝宝肺养好，一生体质好

鸡丁核桃仁

材料 鸡胸肉 75 克，核桃仁 10 克，鸡蛋 1 个。

调料 葱末、姜末、蒜末各 3 克，盐 2 克，水淀粉 10 克。

做法

❶ 鸡胸肉洗净，切丁；鸡蛋去蛋黄留蛋清；将鸡丁用盐、鸡蛋清、水淀粉调匀拌好。

❷ 锅内倒油烧热，下葱末、姜末、蒜末爆香，将鸡丁下锅翻炒至快熟时，放核桃仁炒匀即可。

功效 核桃仁温肺定喘，帮助孩子增进食欲。

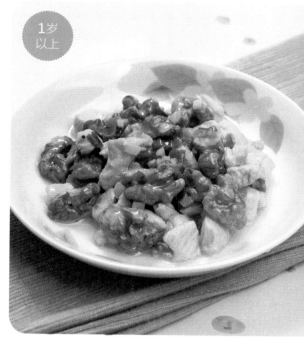

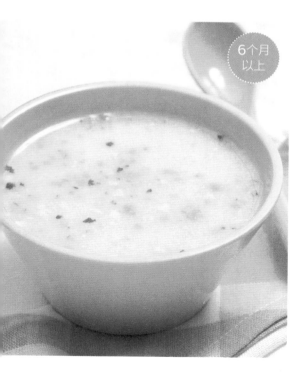

红枣核桃米糊

材料 大米 50 克，红枣 20 克，核桃仁 30 克

做法

❶ 大米淘洗干净，清水浸泡 2 小时；红枣洗净，用温水浸泡 30 分钟，去核。

❷ 将食材倒入全自动豆浆机中，加水至上、下水位线之间，按"米糊"键，煮至米糊好即可。

功效 红枣口感香甜，核桃与米糊健脾养肺，更易孩子吸收。

鸭肉

热量低，滋阴又养肺

鸭肉的营养价值很高，鸭肉中的脂肪酸主要是不饱和脂肪酸和低碳饱和脂肪酸，其化学成分近似橄榄油，其脂肪、碳水化合物含量适中。民间认为鸭是"补虚劳的圣药"，孩子食用鸭肉可以补气益阴、润肺祛燥。

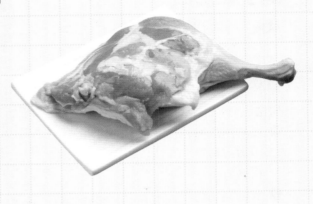

性味归经	适合年龄	哪些孩子不宜吃
性平，味甘、微咸；归肺、脾、肾经	6个月以上	外感未清、脾虚便溏的孩子

鸭肉，润肺生津益阴

中医学认为，鸭肉有养胃生津、化痰止咳、清热健脾等功效，可滋五脏之阴、清虚劳之热，对病后体虚、营养不良的孩子有不错的食疗效果。

怎样选购鸭肉

1. 新鲜质优的鸭肉，体表光滑。

2. 鸭腿的肌肉摸上去结实，有凸起的胸肉。

3. 在腹腔内壁上可清楚地看到盐霜，切开后切面呈玫瑰色，无腥臭味。

这样搭配更养肺

鸭肉 + 萝卜 ▶ 滋阴润肺

鸭肉 + 海带 ▶ 养肺健脾

这样吃，对肺好

山药与鸭肉一起熬大米粥，不仅可以降低鸭肉的油腻感，还可以增强润肺滋阴的功效，帮助孩子健脾养胃。

胡萝卜鸭腿粥

材料　鸭腿 80 克，胡萝卜 50 克，大米 100 克。

调料　盐、姜末、葱末各 1 克。

做法

❶ 鸭腿洗干净，剔骨取肉，切成丝，用姜末、盐腌渍；胡萝卜洗净后切丁；大米洗净，用水浸泡 30 分钟。

❷ 锅内加适量清水烧开，加入大米，大火煮开后转小火；煮 20 分钟后，加入胡萝卜丁，煮到再次沸腾。

❸ 加入腌渍好的鸭腿肉丝，煮 10 分钟，加盐、葱末调味即可。

功效　滋阴益气、明目补血，孩子爱吃。

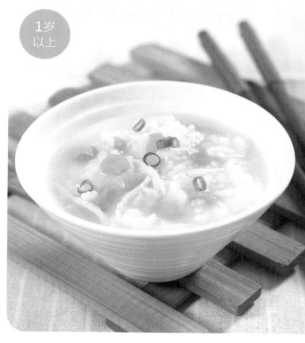

1岁以上

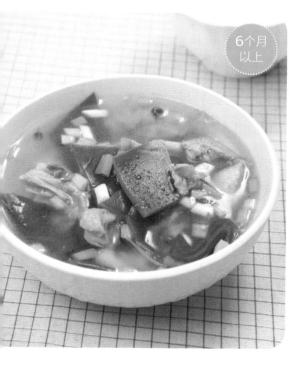

6个月以上

海带炖鸭

材料　鸭子半只，水发海带 100 克。

调料　盐、姜末、葱花各 2 克，白胡椒粉、花椒各 1 克。

做法

❶ 将鸭子收拾干净，剁成小块；水发海带洗净，切成方块。

❷ 锅中加入清水烧开，放入鸭块和海带块，撇去浮沫，加入葱花、姜末、花椒、白胡椒粉，用中火将鸭肉炖烂，加盐调味即可

功效　海带与鸭肉搭配，帮助孩子清热化痰。

第七部分　养肺润肺好食材，孩子常吃身体棒

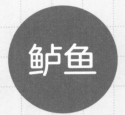

鲈鱼 清肺止咳，益肝补肾

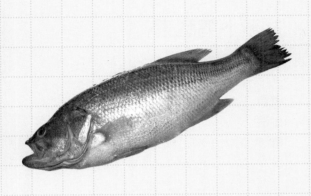

鲈鱼富含蛋白质、钙、镁、锌、硒等营养物质，且周身鱼刺较少，对孩子来说，是一种方便食用、营养丰富的鱼类。孩子吃鲈鱼，具有补肾健脾、益肝润肺的作用。

性味归经	适合年龄	哪些孩子不宜吃
性平，味甘；归脾、胃、肝经	6 个月以上	感冒发热的孩子

鲈鱼，养阴润肺效果好

中医学认为，鲈鱼具有补肝肾、益脾胃、止咳痰的效果，对肝肾不足、脾胃虚弱的孩子有很好的补益作用，能够帮助孩子滋阴润肺，增进消化功能。

怎样选购鲈鱼

1. 选购鲜活鲈鱼时，观察鱼体无损伤即可。

2. 选购冰鲜鲈鱼时，鱼鳃呈鲜红色、鱼腹不膨胀、鱼鳞有光泽无脱落、鱼眼清澈透明、按压鱼身富有弹性则表示鱼体新鲜。

3. 鲈鱼重量以 500~750 克为宜，太小生长周期不足，太大则肉质较粗糙。

这样搭配更养肺

鲈鱼 + 香菇 ▸ 生津化痰
鲈鱼 + 山药 ▸ 润肺止咳

这样吃，对肺好

鲈鱼加白萝卜熬汤，能够强健脾胃，有助于孩子化痰止咳。

宋嫂鱼羹

材料 鲈鱼肉片250克,火腿丝、香菇丝、竹笋丝各30克,蛋黄液20克。

调料 葱段、姜丝各5克,醋、水淀粉、盐、酱油、香葱段、鸡汤各适量。

做法

① 鲈鱼肉片洗净,加葱段、姜丝和盐上笼蒸熟;取出鱼肉,拨碎,将汤汁倒回鱼肉中拌匀。

② 锅内加鸡汤,放竹笋丝、香菇丝、火腿丝煮开,将鱼肉汁入锅,用水淀粉勾薄芡,入蛋黄液煮熟,加醋、盐、酱油,撒姜丝和香葱段即可。

功效 帮助孩子健脾润肺。

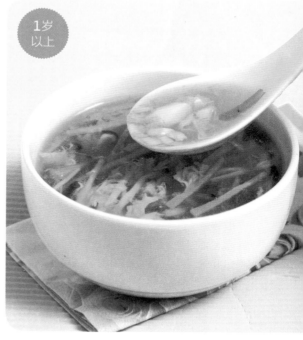

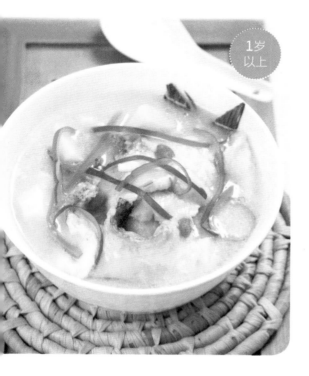

山药鲈鱼

材料 鲈鱼1条,山药100克,裙带菜50克,枸杞子10克。

调料 盐少量。

做法

① 山药洗净,去皮,切块;裙带菜洗净,切丝;枸杞子洗净;鲈鱼洗净,鱼头、鱼骨、鱼肉分离,鱼肉切成片。

② 锅内放油烧热,入鱼头、鱼骨翻炒,倒入开水,入山药块、鱼片,大火烧开炖至汤呈奶白色,入裙带菜丝、枸杞子,加盐调味即可。

功效 山药健脾益肺,鲈鱼化痰止咳,增强孩子免疫力。

第七部分 养肺润肺好食材,孩子常吃身体棒

让孩子远离那些伤肺的食物

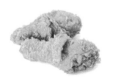

油腻食物

经常进食猪油、奶油、烤鸡、烤鸭、炸薯条等油腻食物，油脂易黏附在食管、咽喉等处，造成有肺炎、慢性支气管炎的孩子痰多难排、咳嗽难愈、气喘加剧，加重肺功能负担，损伤肺气。

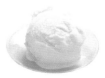

生冷食品

肺喜湿畏寒，冰激凌、冰镇饮料等生冷食品易滋生痰湿，经常食用会使人体分泌过多痰液凝集在肺部，易气血两虚，引发人体的肺、气管和支气管病变。因此孩子宜少食冷饮，多饮温开水。

腌制食品

腌制食品钠含量极高，易产生亚硝酸盐，长期食用可损伤脾胃，刺激肺部通气功能。生活中，孩子应少食或不食腊鱼、腊肉、腊香肠等食物。

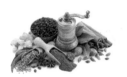

辛辣食物

中医学把姜、蒜、辣椒、芥末酱、甜味调味品等列为刺激性食物，肺喜润恶燥，过量食用辛辣食物易肝火重、伤肺气，损耗心阴，加重孩子咳嗽、胸闷气喘的症状。

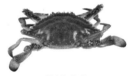

发性食物

中医认为虾、蟹、带鱼、黄鱼等海鲜为发物，不仅易致孩子过敏腹泻，经常食用还可能刺激痰液分泌，肺部积聚过多痰液会影响机体正常功能。

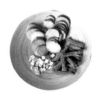

大补之物

传统意义上大补之物如人参、党参、麦冬等并不适合孩子食用，特别是孩子咳嗽未愈时，服用补品会抑制排痰，使咳嗽难愈，加重病症，进而影响孩子肺脏发育。

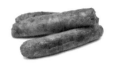

加工肉类

肉干、肉松、火腿肠、香肠等食物，亚硝酸盐的成分极高，孩子长期大量食用可加重肝脏负担、损害心肺功能，不利身体发育。

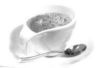

咖啡、浓茶

咖啡、浓茶中的咖啡因和茶碱易引起孩子心跳加快、失眠兴奋，增加心肌耗氧量，加重孩子心肺负担。

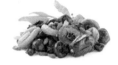

不健康零食

饼干、糖果、辣条、蜜饯、膨化食品等零食，不仅高糖、高热量，还含有许多危害孩子健康的添加剂，易使孩子脾胃虚弱、肺虚燥热。

宝宝肺养好，一生体质好

孩子身体有妙药，按按捏捏肺养好

睡前推拿 5 分钟，养肺其实很简单

睡前推拿，孩子睡觉香身体壮

临睡前，孩子洗完澡和爸爸妈妈在床上玩，这时候妈妈可以轻轻握住孩子的手，在孩子手上捏捏揉揉，在肚子上按按捏捏。而爸爸可以在旁边为孩子讲故事，唱儿歌，逗孩子开心笑。在这个过程中，既能缓解孩子身体不适，提高孩子的体质，又能享受家庭的温馨。

◉ 睡前捏一捏，孩子睡觉香

良好的睡眠能保证孩子体格及神经发育。妈妈睡前给孩子捏一捏，能更好地促进孩子血液循环，有效缓解孩子活动一天后的疲劳，让孩子全身放松。同时，睡前捏一捏也能使孩子安神，起到消食导滞的作用。在妈妈双手的呵护下，孩子可以安心入睡，夜晚啼哭频率减少，入睡快，睡得香。

◉ 推拿安全无不良反应

有些父母认为孩子皮肤娇嫩、骨节柔软，不敢帮孩子做推拿，就怕一按一捏伤着孩子。其实，小儿推拿手法本身很安全。轻柔的手法会促进孩子神经系统发育。家长在实际操作中只要注意手法轻柔、用力适中，就不会伤害孩子的身体。

◉ 睡前推拿增进亲子感情

职场妈妈由于工作忙，时间紧，白天抽不出时间来给孩子做推拿。可在晚上睡觉前给孩子按按捏捏，不仅能帮助孩子预防疾病及增强抵抗力，同时也能增进妈妈与孩子之间的感情。所以说睡前推拿是一种很好的亲子互动。

◉ 孩子好动不配合，可睡着后再捏

有的孩子生性好动，不喜欢被固定，不喜欢被揉捏。这时妈妈不要焦虑，可以等孩子睡着了再推拿。在孩子睡着后做推拿，需注意推拿手法要轻柔，以不影响孩子正常睡眠为好。

怎样快速找准孩子的穴位

穴位是腧穴的俗称，"腧"通"输"，有传输的意思，穴即空隙。穴位推拿可以调和脏腑、疏通经络、平衡阴阳、促进气血畅通，从而保证身体健康。取穴的方法很多，以被推拿者的手指为标准来取穴的方法，称为"手指同身寸取穴法"。因个人手指的长度和宽度与其他部位存在一定的比例，所以可用被推拿者本人的手指来测量定穴。一般来说，手指同身寸取穴法是最常用、最简便的取穴方法。

小儿推拿常用取穴方法如下：

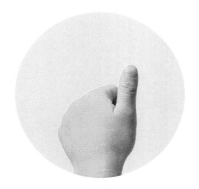

1寸
被推拿者用拇指指关节的横度作为1寸。

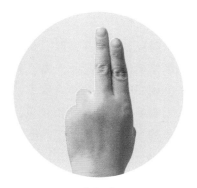

1.5寸
以被推拿者食指和中指并指的横度作为1.5寸。

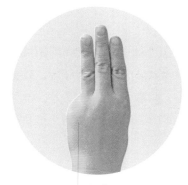

2寸
以被推拿者食指、中指和无名指并指的横度作为2寸。

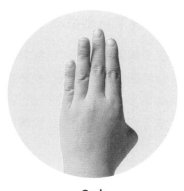

3寸
被推拿者将食指、中指、无名指、小指并拢，以中指中节横纹处为准，四指横度作为3寸。

给孩子做推拿，准备充分最重要

◉ 室温要适宜

　　室内要保持空气流通、环境洁净，并保持适宜的湿度和适宜的温度。而且，推拿时不要给孩子脱光衣服。夏天，温度过高的时候，大部分家庭都会选择开空调，许多父母就担心，空调房里能否做推拿，或者吹电风扇时能否推拿。其实，在相对恒温的室内，只要避开风口，推拿是没问题的。

◉ 父母要修剪指甲

　　为了避免划伤孩子皮肤，父母需要把指甲修剪得短并圆润一些。有一个孩子的妈妈给孩子捏脊3周了，孩子还说后背痛。这种情况很少见，通常，孩子的经络很通畅，生病时会明显疼痛，但一般推拿1周就会改善。后来我发现，她的指甲一直没有修剪到位，所以每次指甲都会掐到孩子的肉。给孩子做推拿时，可以先在成人身上试试力度，以免将孩子弄疼。

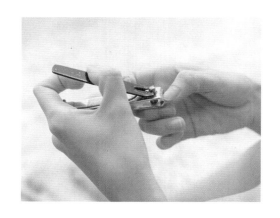

◉ 哪些情况下宜做推拿

　　在孩子体质虚弱时，包括消瘦、营养不良、胆怯体弱等，疾病前期或疾病潜伏期、亚健康状态，推拿可预防疾病的发生；在易感时段、易感环境，做推拿可预防疾病的发生；季节交替或气候异常情况下，推拿可增强免疫力；学习紧张期，推拿可舒缓学习压力；疾病状态下，推拿有利于康复；病愈后，推拿有利于减少复发。

注意：孩子的特定穴位和成人不同

虽然小儿推拿的原理和成人推拿原理一样，都是以刺激穴位、疏通经络作为治病保健的基础。但是，小儿推拿还有它的特殊性，即除了常用的十四经穴和经外奇穴与成人相同外，大多数为小儿推拿特定穴。这些穴位形态呈"点""线""面"状，多分布在肘关节以下和头面部，并以两手居多。

◉ 孩子的五个手指分别对应脾、肝、心、肺、肾

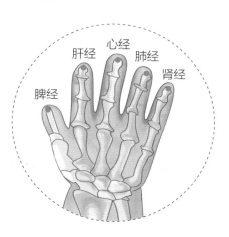

小儿推拿中孩子的五根手指头分别与脾、肝、心、肺、肾密切相连，推拿五根手指头有调理五脏的效果。五根手指头对应的顺序分别是：大拇指对应脾经——常给孩子推大拇指，可以增进孩子食欲；食指对应肝经——常给孩子推食指，可以清泻孩子体内多余的肝火；中指对应心经——按揉孩子中指，有宁心安神、促进睡眠的功效；无名指对应肺经——轻揉孩子无名指，可以培补肺气，使孩子不轻易感冒；小指对应肾经——按捏孩子小指，能够补肾强体，让孩子身体结实。

◉ 孩子穴位不仅有点状的，还有线状、面状的

这些特定穴位分布在全身各处，既有穴位点，也有随经络走向呈现出线状结构的，还有随着身体区域性反应而呈现出面状的。如一窝风穴、二扇门穴、小天心穴等都是点状的；三关穴、天河水、六腑穴等都是线状的；板门、胁肋都是面状的。

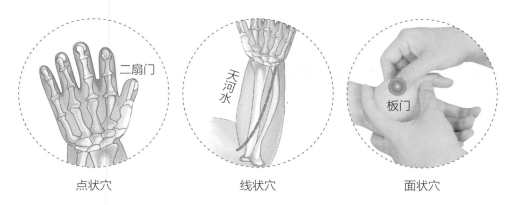

点状穴　　　　　　　线状穴　　　　　　　面状穴

特效穴位补肺，远离感冒、咳嗽

扫一扫，看视频

肺经：宣肺清热，赶跑外邪

根据多年的临床经验，孩子的病大多分为两类，一类是以积食为主的脾胃系病症，包括厌食、便秘、腹泻等；另一类就是以感冒为首的肺系疾病，包括咳嗽、肺炎、哮喘等。调理肺系病症，孩子的小手上有一个特效穴，就是五经穴中的肺经，经常按揉肺经能呵护孩子的肺不被外邪侵犯。

● 推肺经，让肺卫更加坚固

无论感冒还是咳嗽，都是由于肺遭到外邪入侵，肺卫不能有效抵抗。这时推拿肺经，一方面可帮助肺将外邪赶出去，另一方面又能帮助肺修补"城墙"，使肺卫更加坚固，让外邪不易入侵。

推肺经，分为补肺经和清肺经两种。

● 肺经怎么找

无名指掌面指尖到指根成一直线，即为肺经。

● 补肺经，改善肺虚引起的感冒

对孩子因肺虚引起的感冒（典型症状是面色苍白，咳嗽声弱，咳痰无力），适当给孩子调补肺经，能补肺脏之需，增强肺卫之力。肺的防卫能力增强，孩子抵御外邪的能力就会增强，也就不会轻易患感冒。

补肺经的方法： 用拇指指腹从孩子无名指尖向指根方向直推肺经 100 次。

● 清肺经，改善肺燥引起的感冒

对于孩子因肺燥引起的感冒（典型症状是面色潮红，咳嗽声沉闷，流黄鼻涕），要清肺经，可以滋阴润肺，濡养肺脏。另外，如果孩子出现流行性感冒初期症状，如头痛、鼻塞、流鼻涕、咽喉肿痛等，用清肺经的手法按摩，能够有效缓解症状，缩短病程。

清肺经的方法： 用拇指指腹从孩子无名指根部向指尖方向直推肺经 50 ~ 100 次。

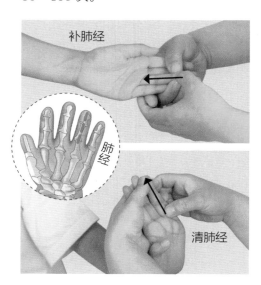

补肺经

肺经

清肺经

外劳宫：驱体寒，防感冒

扫一扫，看视频

在孩子的手背上有一个神奇的穴位——外劳宫穴，它有温里散寒的作用，能把孩子体内的寒气疏散出来，可以驱体寒，预防感冒。

◉ 揉外劳宫，好比给孩子喝姜汤

推拿外劳宫是中医温法的代表，能够温里散寒、温经止痛，无论内寒、外寒、脏腑之寒、经络之寒，都能驱赶出去。揉外劳宫能"和脏腑之热气"。按揉外劳宫，就像喝了姜汤一样，最适合在秋冬季节预防风寒感冒。

◉ 外劳宫怎么找

要找到外劳宫，先要找到内劳宫。内劳宫位于掌心，第二掌骨和第三掌骨凹陷中。孩子握拳屈指时，中指尖所指的地方就是内劳宫。找到内劳宫，与该穴对应的手背部位就是外劳宫。

◉ 揉外劳宫和内劳宫有什么区别

外劳宫和内劳宫是两个有趣的穴位。外劳宫位于手背，内劳宫位于手掌心，这两个穴位的特性是一冷一热，截然相反。揉外劳宫有祛寒的功效，揉内劳宫有清热凉血的作用，擅长调理各种发热。

取穴：外劳宫位于手背，第二掌骨和第三掌骨之间，掌指关节后0.5寸处，与内劳宫相对。

方法：用拇指指端按揉孩子外劳宫100次。

功效：祛寒暖体，防感冒。

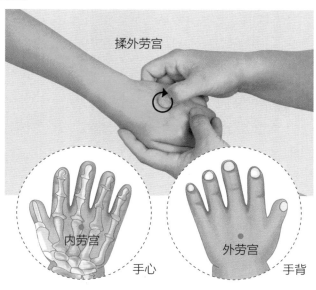

揉外劳宫

内劳宫　手心

外劳宫　手背

第八部分　孩子身体有妙药，按按捏捏肺养好

三关：补气散寒，温补肺虚

扫一扫，看视频

一到冬春季节交替时，感冒的孩子就会很多。这通常是孩子肺气不固导致的，需要给孩子固护肺气以抵御自然界的寒气。孩子身上有一个穴位，叫三关穴，温补散寒的效果非常好。每天给孩子推拿该穴有助于预防感冒。

◉ 冬春两季推三关，驱除孩子体内寒气

在冬春两季给孩子推三关，可以帮助孩子驱除体内的寒气，抵御外界寒邪入侵。如果孩子有晨起咳嗽、流清鼻涕的表现，一般是夜里受寒所致，这时给孩子推三关，效果非常好。

另外，推三关有发汗的作用，当孩子因为风寒感冒发热时，就可以推三关，不仅可以散寒，还能够发汗退热。

◉ 三关穴怎么找

三关穴位于前臂桡侧，阳池穴至曲池穴成一直线。

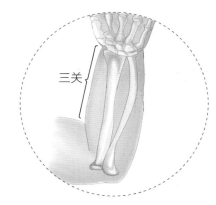

三关

◉ 推三关散寒，发汗

方法：家长一手握住孩子的手，另一手用食指、中指二指从腕横纹（手腕）向上推至肘横纹（肘窝），推3~5分钟。

功效：散寒，发汗退热。

提示：方向不能错，必须是从下（腕）向上（肘），不能相反，也不能来回推。

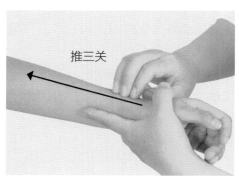

推三关

内八卦：调理气机，防咳喘

扫一扫，看视频

孩子手心有一个能够平衡阴阳的重要穴位，那就是内八卦。古人称此穴相当于"调中益气汤"，足可见其非一般也。内八卦是一个圆形的穴位，在这一圆圈中，包含了八卦的八个方位，这八个方位的作用各有不同。不过，现在一般是顺时针或逆时针转圈按摩，不再讲究各个位点的具体作用。

◉ 内八卦，开胸利气、祛痰化积

按摩内八卦可调整气机，使人体的清气上升，浊气下降，达到体内脏腑的动态平衡。内八卦理气作用较强，有利于肺脏的呼吸功能，平时给孩子按摩一下内八卦，不仅可以化痰，而且对轻微的咳嗽、气喘也有好处。

◉ 内八卦怎么找

手掌面，以掌心（内劳宫）为圆心，从圆心到中指指根横纹的 2/3 为半径画圆。

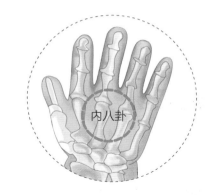

内八卦

◉ 运内八卦，脾胃和，不咳喘

运内八卦，有顺气化痰、平衡阴阳的功效。主要调理孩子气逆胸闷、呕吐、容易咳喘等问题。

运内八卦的方法：沿入虎口方向（逆时针方向）运，称逆运内八卦；沿出虎口方向（顺时针方向）运，称顺运八卦。平时做保健按摩时，顺运、逆运各 1 分钟，重复操作。如果孩子有轻微咳嗽、咳痰、气喘、腹胀等症状，则以顺运为主。体内有火者，则以逆运为主。

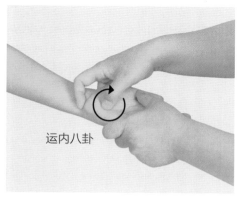

运内八卦

天河水：清孩子肺胃之火

扫一扫，看视频

如果不注意孩子的日常饮食，过多食用富含蛋白质的食物就会引发肺胃之火，中医称为"食积生内热"。肺胃之火热盛，孩子通常会表现为牙龈肿痛、牙龈出血、口臭等症状。

● 如何判断孩子是否有火

如果孩子在一段时间内不喜欢喝白开水，只喜欢喝酸的、甜的、冷的，这时家长就要注意了，孩子体内可能有火了。

● 清天河水，可清肺胃之火

孩子有肺胃之火不要紧，可以给孩子清天河水。天河水是清火要穴，有清肺胃之热、泻火的良好功效。对于调理孩子肺胃热引起的牙龈肿痛、口臭有良好的效果。

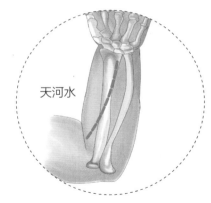

天河水

● 天河水怎么找

天河水位于前臂正中，自腕至肘成一直线。

● 清天河水的方法

用食指、中指二指自腕向肘直推天河水 100 次左右。

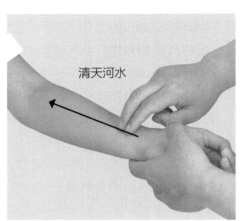

清天河水

风池：阻挡风邪侵犯的头部卫士

扫一扫，看视频

风，风邪；池，池塘。风池穴在枕骨下，局部凹陷如池，是祛风的要穴。风池穴可阻挡风邪入侵孩子头部，避免引起感冒、咳嗽、发热等问题。

◉ 风池穴可抵挡风邪入侵

"头为诸阳之会，唯风可到"，因此，造成头面疾病的各种因素中，往往有风邪侵袭的影子。风池穴因空气传来的水湿之气受外部之热涨散并化为阳热风气输散于头颈各部位而得名。风池是足少阳胆经的穴位，位于头顶的交界处，该处是进入头部的通道。所以，该穴有抵挡风邪入侵的作用。

◉ 按摩风池穴，可预防小儿风寒感冒

中医认为，风寒感冒多由外邪入侵引起，风池是头部抵御外邪的门户，具有预防风寒感冒的功效。

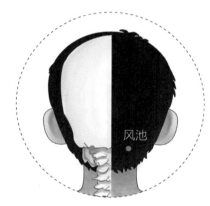

风池

◉ 风池穴怎么找

风池在项后，枕骨之下，胸锁乳突肌上端与斜方肌上端之间的凹陷中。

◉ 按压风池穴的方法

用食指指尖按压孩子颈部两侧的风池穴 1 分钟左右，直至有酸胀感。

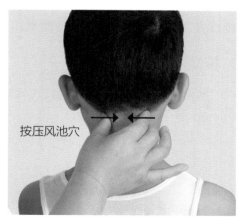

按压风池穴

179

迎香：防流感、通鼻窍有奇效

扫一扫，看视频

迎，迎接；香，香气。本穴在鼻旁，能调治鼻病，改善嗅觉，从而迎来香气。按揉孩子的迎香穴，可以通鼻窍、防流感。

◉ 迎香穴，防感冒、治鼻炎

手阳明经和足阳明经在迎香穴处会合，而阳明经通达于胃，脾胃为"气血生化之源"，所以按压迎香穴，具有补气开胃、增强鼻腔黏膜免疫功能、预防感冒的作用。迎香穴为体表的感风之处，也是停风之处，是治风之穴，经常按摩可祛孩子头面之风，从而增强机体抵抗病菌的能力。

◉ 按摩迎香穴，调理感冒鼻塞、流鼻涕

经常按摩迎香穴还能促进鼻周围的血液循环，使气血畅通，让外邪不易侵入人体。按摩迎香穴能够起到驱风寒、通鼻窍的作用，尤其适合调治孩子感冒后鼻塞、流涕等症状。

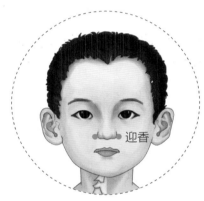

迎香

◉ 迎香穴怎么找

迎香穴位于人体鼻翼外缘中点旁，鼻唇沟中间，距离鼻翼两侧 1.5 厘米。

◉ 按揉迎香穴的方法

用两手食指分按两侧迎香穴，揉 20～30 次。

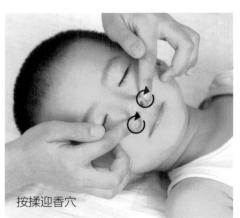

按揉迎香穴

第九部分

秋冬季节肺养好，
孩子一年少生病

秋季养肺最关键：滋肺阴，防秋燥

秋季多燥气，立秋之后要注意防燥

秋天天气干燥，对于"喜润恶燥"的肺脏是极大的考验。小儿肺脏很娇嫩，更容易受到燥邪的损伤，出现口干、咽干、鼻干、大便干燥等。因此，在秋季要谨防秋燥。

● 秋季早晚凉，气候干燥，孩子的肺容易受伤

我们大家都有体会，秋天早晚凉，白天气温仍然较高，但天气比较干燥，湿度低。在这种气候条件下出汗较少，夏季积存在体内的燥热不易排出，而外界环境又较干燥，口腔、鼻腔黏膜又缺乏水分滋润，可谓内忧外困，肺脏很容易被燥邪伤害。这时候，要注意对孩子的肺进行养护，让孩子多喝水，适当多吃滋阴润肺的食物，注意增减衣服，预防感冒。

● 主动饮水是秋季养肺的重要环节

干燥的秋季使人的皮肤变得干燥，主动饮水是秋季养肺的主要环节。饮水固然重要，但饮水也需讲究方法，一次不宜给孩子饮用大量的水，要多次少量饮。

● 秋季饮食，少辛增酸

秋季饮食，要遵循少辛增酸的原则。少辛，就是少吃辛辣刺激的食物，如葱、姜、蒜、辣椒、花椒等，这些食物多性热，会助生内热，使体内燥气更严重，更损伤肺阴。另外，烧烤、油炸食物也会加重秋燥，不宜多吃。

另外，中医认为辛味入肺，多吃辛辣食物会导致肺气太盛，而肺属金，肝属木，金克木，肺气太盛会使肝受损伤。为防止肝气受损，要适当多吃一些酸味食物，如葡萄、山楂等应季水果。

春捂秋冻，永不过时的护肺"老理"

"春捂"指的是春天乍暖，不要过早脱掉棉衣；"秋冻"是指秋天天气变冷，不要过早添加衣物。"春捂秋冻"虽然是育儿老理，但不过时，它有利于保护孩子的肺脏。

如何科学"捂"

每天关注天气预报
如果第二天冷空气要来，要降温，那厚衣服就一定要提前给孩子捂上。如果天气预报提示昼夜温差较大，大于 8℃，那孩子早上出门的时候，也得捂上。

对待孩子的穿衣问题一定要"慢半拍"
比如气温已经稳定回升了，也要给孩子再"捂"一周，待气温趋势确实稳定了，再减衣物。

不能一味地"捂"，该脱也要脱
如果白天气温维持在 15℃ 以上，已经持续几天，就可以给孩子减衣服了。

如何正确"冻"

"秋冻"应在初秋时节进行。这时暑热未消、天气凉爽，可以让孩子继续穿夏季衣服。到了深秋，就不能再"冻"了。
秋天有昼夜温差大的特点，要给孩子准备一件外套，变天或者早晚及时穿上。

温润的食物，给孩子的肺穿上暖和的"外套"

秋季天气干燥，是肺部最容易受到伤害的时候。这时候应该选用一些补肺润燥的食物，为孩子的肺穿上滋润温暖的"外套"。

◉ 燥令伤肺，最容易使皮肤受伤

中医认为"燥令伤肺"，燥是秋季的主气，这个季节孩子极易受燥邪侵袭而伤肺。秋燥会导致孩子阴津耗损，出现皮肤干燥和体液丢失等症状，并伤及孩子肺部，时常表现为口干、唇裂、鼻塞、咽痛、干咳，甚至流鼻血或咯出带血的痰等一系列类似上呼吸道感染的"干燥症"。

缓解秋燥，应该选用一些补肺润燥的食物，能够呵护孩子的肺不受伤。

专家提醒

秋季吃莲子煲瘦肉，可润燥养肺

挑选猪瘦肉100克，再加入莲子10克和适量清水，隔水炖熟，调味即可（隔水炖是指给盛食物的碗等容器盖上盖子，在蒸锅里面蒸）。这道菜可以润燥养肺。

◉ 最适合孩子秋天吃的养肺食物

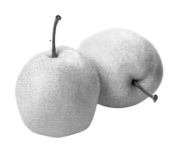

梨
有清热解毒、润肺生津、止咳化痰等功效，生食、榨汁、炖煮或熬膏，对孩子肺热咳嗽、麻疹等症有较好的治疗效果。

甘蔗
甘蔗汁为解热、生津、润燥、滋养佳品，能助脾和中、消痰镇咳，可用于调理孩子口干舌燥、津液不足、大便燥结等症。

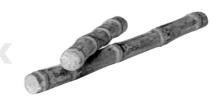

枇杷

枇杷有治疗肺热咳喘、吐逆、烦渴的功效。用枇杷和冰糖一起煮汤，有利于孩子润肺止咳。

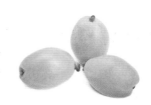

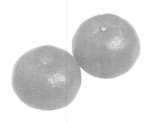

柑橘

柑橘有生津止咳、润肺止痰、利尿等功效，适用于孩子身体虚弱、热病后津液不足口渴等症。榨汁或煎水喝，调理肺热咳嗽效果佳。

红枣

红枣能养胃和脾、益气生津，有润心肺、补五脏、治虚损等功效。中医常用其调理肺虚咳嗽、烦闷不眠等症。

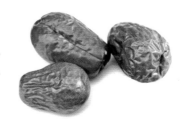

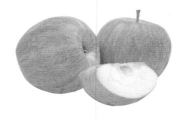

苹果

苹果具有生津止渴、润肺除烦、健脾益胃等功效。雾霾天让孩子多吃苹果，可以改善呼吸系统和肺功能。

葡萄

葡萄具有补肝肾、益气血、生津液、利小便等功效。生食能滋阴除烦，捣汁加入蜂蜜煎膏，用开水冲服，对烦热口渴尤佳。

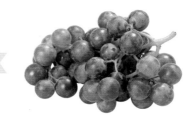

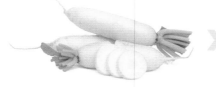

白萝卜

白萝卜可清热化痰、生津止咳、益胃消食，生食可调理热病口渴、肺热咳嗽、痰稠等症，若与甘蔗、梨、莲藕等榨汁饮用，效果更好。

秋季多发支原体肺炎，喝点冰糖银耳莲子汤

燥热的秋季，肺虚的孩子最容易被支原体肺炎侵扰。儿童支原体肺炎在中医中归属于肺炎喘嗽范畴，以发热、咳嗽、痰壅、气促为临床主证，调理以滋阴润肺、止咳平喘为主。所以，在秋季适合给孩子吃滋阴润肺的食物。将银耳、莲子一起煲汤，预防支原体肺炎作用就很好。

● 银耳润肺化痰，莲子健脾养胃

用银耳做成的汤羹，滋味甜美，大人孩子都喜欢吃。银耳"清补肺阴，滋液，治劳咳"。银耳不仅是美味食品，还是珍贵的补品；莲子，又名莲米、莲实等，自古以来是老少皆宜的鲜美补养佳品，有很好的滋补作用。中医认为，莲子有补脾益胃，止泻祛热的功效。

专家提醒

孩子出现哪些情况要及时就医

如果孩子发热持续三天，体温没见好转或病情反复，有明显咳嗽，呼吸频率增快，或伴有喘息、呼吸困难、发绀、头痛、恶心、呕吐、腹泻、皮疹、精神差、抽搐等要及时就医。

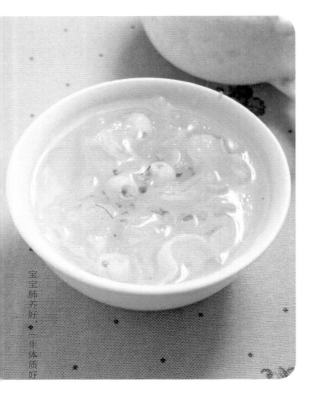

宝宝肺养好，一生体质好

冰糖银耳莲子汤 养阴润肺

材料 去芯干莲子80克，干银耳10克。

调料 桂花、冰糖各少许。

做法

❶ 莲子泡发后用温水洗净，倒入碗中，加上沸水，漫过莲子，上屉蒸40分钟，取出备用。

❷ 银耳用温水泡软，待其涨发后，将根蒂洗净，掰成瓣，上屉蒸熟备用。

❸ 锅中倒入1500毫升清水，加入桂花、冰糖烧沸，将浮沫撇净，放入银耳烫一下，捞入碗中，然后将蒸熟的莲子沥去原汤放在汤碗中，再将冰糖桂花汤倒入碗中即可。

用法 早晚服用，每周2~3次。

功效 养阴润肺、止咳化痰，防治支原体肺炎。

初秋要清热，晚秋要驱寒

秋季是天气由热转冷的过渡时期。秋季前期，承袭夏季的炎热，天气特点以热为主，肺脏易受"温燥"侵袭；秋季后期，与寒冷的冬季相邻，天气特点以"凉"为主，肺脏易受"凉燥"危害。根据秋季天气前后的变化，对孩子的饮食护理应该有所不同。

◉ 初秋，以清热滋润为原则

初秋，饮食应该以清热滋润为原则，可以多喝一些滋阴清热的汤粥。比如，排骨汤、薏米粥、梨汁等，适合孩子日常食用。

◉ 晚秋，以驱寒滋润为主

晚秋，天气逐渐变凉，饮食应该以驱寒滋润为主。不仅要养阴润燥，帮助孩子抵御寒冷的侵袭。这时，可用养肺功能好的银耳、百合搭配红枣、南瓜等做成菜肴或汤羹给孩子吃。

花生排骨汤 滋阴润燥、清热

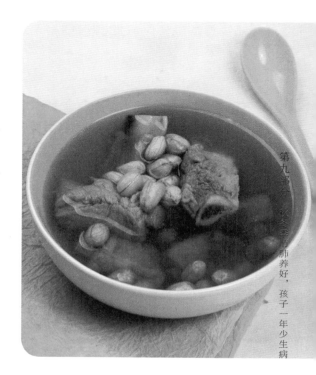

材料 花生仁 20 克，排骨 200 克。

调料 盐 2 克。

做法

❶ 排骨洗净，剁成块；花生仁用清水泡洗。

❷ 花生仁和排骨一起放入煲内，慢火煮 1 小时。

❸ 调入盐，煮熟即可。

用法 佐中餐食用。

功效 猪排骨含有人体必需的优质蛋白质，具有滋阴润燥、清热的功效。此汤适合在秋季饮用。

冬季严寒逼人，
养肺重在御寒防病

肺怕严寒，冬季养肺宜防寒

冬季天气寒冷、气候干燥，孩子随时可能受到呼吸道疾病"袭击"。所以，冬天要格外注意养肺。

◉ 冷空气最易使孩子伤风感冒

肺脏直接与大气相通，且与皮肤和大肠有密切关系。冷空气到来后，最容易刺激呼吸系统，加上抵抗力减弱，就给病原微生物以可乘之机，使孩子伤风感冒。而进入冬季后，寒冷天气让孩子们更愿意在室内生活。为了保暖，室内空气不能得到流通，各种病毒和细菌传播，也使呼吸系统疾病的发病率明显增加。因此，冬季养肺就成了关爱孩子健康的重要事情。

◉ 冬季养肺要做好防寒保暖

冬天要随着气温的降低及时增加衣物，以防受寒伤风，以手足温暖，或是出微汗为宜。尤其是背部和足部的保暖工作一定要做好。因为背部是人体督脉循行的主干，有"阳脉之海"的称呼，是人体"阳中之阳"，主管人体一身阳气。做好背部保暖，孩子的一身阳气及整个冬天的健康才有保障。

◉ 睡前温水泡脚，可提升阳气、预防感冒

俗语说"寒从脚下生"，因为脚离心脏最远，气血循环差，再者皮下脂肪又薄，很容易受凉。若能在睡前用温水给孩子泡脚 10 ~ 15 分钟则可提升阳气，预防感冒。

寒冷的冬季，这些温补食物最护肺

根据中医"虚则补之，寒则温之"的原则，寒冷的冬天可以在孩子的膳食中适量地加入温热性且具有补益肺肾的食物。

山药
山药有健脾、补肺、固肾、益精的功效，冬天食用可益肺平喘，调理孩子阴虚火旺导致的咳嗽。

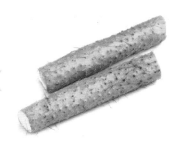

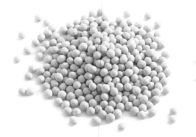

黄豆
黄豆含有多种人体必需的氨基酸，能够提高人体免疫力，有助于增强体质，同时具有益气养血、润燥消水、健脾和中的功效，是孩子冬季的补益佳品。

羊肉
羊肉既能御风寒，又能补身体，对风寒咳嗽、慢性气管炎、虚寒哮喘、腹部冷痛、体虚怕冷等有补益效果，适合孩子冬季食用。

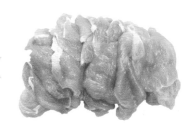

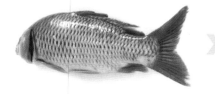

鲤鱼
鲤鱼有健脾益肺、利尿消肿的功效，冬季食用可调理孩子咳嗽、气喘等病症。

冬天怕冷防感冒，南瓜牛肉汤补气

一到冬天，有的孩子虽然比较怕冷，但又容易出汗，受点风还容易感冒。这是什么原因引起的呢?

◉ 气虚的人往往容易感冒

中医认为，体内的"气"具有调节人体体温和控制毛孔开阖的功能，因此，当孩子"气虚"时，机体调节体温的能力变弱，也不容易控制毛孔的开阖和汗腺的分泌，从而出现怕冷但又爱出汗的症状。气虚的孩子身体防御能力一般不怎么好，容易感冒，感冒后康复的时间也比别人要长。因此，补气是第一要务。

◉ 南瓜 + 牛肉，健脾胃、补肺气

南瓜有健脾补肺、益气养血生津的功效；牛肉有补中益气、滋养脾胃、强健筋骨的功效，适合于气短体虚、容易感冒的孩子食用。

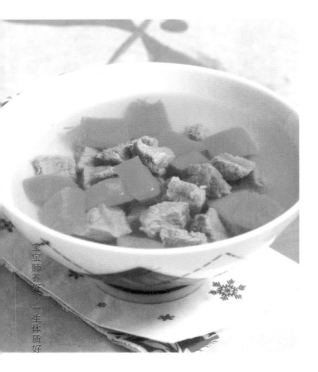

宝宝肺养好，一生体质好

南瓜牛肉汤 养血生津

材料 南瓜 300 克，牛肉 250 克。

调料 盐、葱花、姜丝各适量。

做法

① 南瓜去皮、去瓤，洗净，切方块；牛肉洗净，去筋膜，切方块，焯去血沫。

② 汤锅内倒入适量清水，大火煮开，放入牛肉块，大火煮沸后转小火煮约 1.5 小时，加入南瓜块再煮 30 分钟，加盐、葱花、姜丝调味即可。

用法 佐餐食用。

功效 健脾补肺，强健筋骨。

冬季清火润燥，给孩子喝三宝粥

寒冷的冬季，气温的下降让孩子开始疯狂追逐高热量食物，希望为身体带来更多温暖。同时，空气的干燥和孩子身体中的火气也会使家长备受困扰。冬季不仅要温补，还要润燥。

◉ 冬季润燥，首选白色食材

冬季里，吃得过分火热的孩子都会受到上火和干燥的困扰，这时候，有针对性地选择润燥的食物就能够滋阴祛火。润燥食品很多是白色的，比如莲子、银耳、梨、百合、白萝卜等，都是能够清肺润燥的食材，搭配煮粥时也可交叉选择，不仅润燥效果好，而且甘甜滋味更佳。

◉ 冬季润燥"养肺三宝"：糯米、银耳、莲子

糯米有补养肺气的功效，适宜多汗、血虚、脾虚、体虚、肺结核、神经衰弱等症患者食用；银耳有滋阴、润肺、益气、强心等功效；带心莲子能清心火、祛除雀斑。

三宝粥 除燥、润肺、清火

材料 大米 100 克，银耳 10 克，红枣 3~4 枚，莲子 12 克，冰糖 4 克。

做法

❶ 用温水将莲子、红枣泡发、洗净备用，大米用清水淘洗两遍并沥干水备用。

❷ 将银耳用温水泡发，摘去根蒂，用手撕成小片备用。

❸ 在砂锅中加两碗水，放入莲子、银耳和适量冰糖，开中火熬煮，水沸后再加入大米，并用勺子不断搅拌，防止粘锅。

❹ 撇去浮沫后盖好盖子，加入红枣转小火继续熬煮 20 分钟左右即可食用。

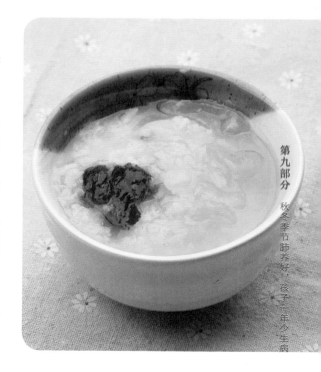

第九部分 秋冬季节肺养好，孩子一年少生病

夏季在空调房，如何护好肺

现在人们的生活，特别是夏天离不开空调。待在空调房里，冷风一吹，感觉很舒服，可身体并不一定能受得了。尤其是孩子，他们的阳气更容易受损。

1 空调房是如何损伤肺的阳气

到了夏天，孩子原本是通过出汗来散热，空调一吹，汗排不出来，水湿就会在身体内堆积。肺主水，本来肺是要把水通过汗排出去，结果被冷风强行堵了回来，肺就需要消耗更多阳气去做这件事情，阳气就会受损。身体水湿运行不畅，造成体内水湿内停就容易化成痰，于是出现痰多、咳嗽等症状。

孩子身体上有三个重要穴位，分别是大椎穴、关元穴、命门穴。这三个穴位，都是孩子身体上的阳穴，有生发和固护阳气的作用。把这三个穴位护好，相当于形成保护孩子身体的第一道屏障，也是阻止风寒进入孩子身体的第一道关口。睡前家长可以用拇指在孩子的这三个穴位上分别按揉 3~5 分钟，一直到身体微微发热，以激发阳气，温暖身体。另外，孩子的小肚子要注意保暖，隔绝与冷空气直接接触。

2 护住三个阳气通道，避免寒气进入

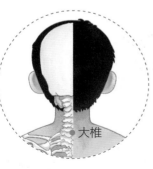

后背正中线上，位于第七颈椎与第一胸椎棘突之间

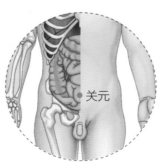

位于脐下 3 寸

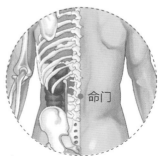

背部，第二腰椎棘突下凹陷中